国际糖尿病中心健康教育系列丛书

糖尿病患者自我管理实践

2型糖尿病

Type 2 Diabetes BASICS

原　著 International Diabetes Center

主　译 董建群　董文兰

副主译 姜莹莹　毛　凡

译　者（按姓氏笔画排序）：

毛　凡　巫海娣　吴　蕾

张　珊　姜莹莹　娄青林

董文兰　董建群　韩冠鹏

国际糖尿病中心 International Diabetes Center(IDC)　**著**

中国疾病预防控制中心慢性非传染性疾病预防控制中心　**组织编译**

人民卫生出版社

英文版由国际糖尿病中心在2014年以Type 2 Diabetes BASICS的书名出版。国际糖尿病中心将本书中文版的翻译权授予中国疾病预防控制中心慢性非传染性疾病预防控制中心，上述单位对本书中文版负全责。

图书在版编目(CIP)数据

糖尿病患者自我管理实践. 2型糖尿病 / 国际糖尿病中心著；董建群，董文兰主译. —北京：人民卫生出版社，2018

书名原文：Type 2 Diabetes BASICS

ISBN 978-7-117-25974-3

Ⅰ. ①糖… Ⅱ. ①国…②董…③董… Ⅲ. ①糖尿病－治疗 Ⅳ. ①R587.105

中国版本图书馆CIP数据核字(2018)第014299号

糖尿病患者自我管理实践

2型糖尿病

主　　译： 董建群　董文兰
出版发行： 人民卫生出版社（中继线 010-59780011）
地　　址： 北京市朝阳区潘家园南里19号
邮　　编： 100021
E - mail： pmph @ pmph.com
购书热线： 010-59787592　010-59787584　010-65264830
印　　刷： 北京铭成印刷有限公司
经　　销： 新华书店
开　　本： 710×1000　1/16　**印张：** 9
字　　数： 166千字
版　　次： 2018年3月第1版　2019年3月第1版第2次印刷
标准书号： ISBN 978-7-117-25974-3/R・25975
定　　价： 32.00元

We applaud your efforts to improve the lives of people with diabetes through education and awareness. Empowering patients with the knowledge, skills and confidence for optimal diabetes self-management is a noble cause that will be rewarded with improved health and prosperity.

——Richard M. Bergenstal, MD

Gregg Simonson, PhD

（国际糖尿病中心）

在这里，您将会收获一份知识，一份技能，一份关怀，一份成长，为您构建糖尿病患者的美好生活。

——（中国工程院院士 中华预防医学会 会长）

我们做糖尿病教育，不是为了告诉患者应该做什么，而是要告诉他们该如何去做，这本书做到了！

——（中华预防医学会 副会长）

传播知识，助力糖尿病教育实践；自我管理，促进糖尿病患者教育；以人为本，提高糖尿病患者生存质量。

——（中国疾控中心慢病中心 主任）

知行合一，知识改变命运。

——（中山大学附属第三医院 教授，主任医师）

授之以鱼不如授之以渔。本书实用的糖尿病生活技能将为您打开一扇通往美好生活的新大门！

——（中国疾控中心慢病中心 副主任）

努力学习，不断实践。科学管理，事半功倍。医患同心，方能治病。健康与否，本人是第一责任人。让我们共同学习，了解糖尿病，战胜糖尿病。

——**许樟荣**（中国人民解放军第306医院 糖尿病中心主任，主任医师）

写在前面的话

北京的夏初，鲜花娇艳，绿叶葳蕤，洋溢着盎然的生机与活力。在这生机盎然的季节里，我们开始了这套糖尿病系列图书的译稿工作。

放眼天际，心情激荡。

小草纤柔、苍松傲然，春夏秋冬是大自然的脚步。人的生命亦是如此。幸福与磨砺、健康与疾病，人的一生难免经风沐雨，这些是构架生命的元素；生老病死，是生命的自然轮回！

著名诗人刘湛秋说，生命是一个人不可转让的专利。而我们要说，健康是这份专利的核心价值。

健康是握在每个人自己手中的一把金钥匙。有了这把钥匙，无论你是在经历疾病的坎坷还是命运的荆棘，你都可以活出生命的精彩！

如何让您拥有这把钥匙，正是编译此套教材的初心。

本套图书包括了《糖尿病患者自我管理实践——2 型糖尿病》《糖尿病患者自我管理实践——胰岛素的使用》《糖尿病患者自我管理实践——妊娠糖尿病》以及包括糖尿病衣食住行九大方面知识技能的合订本《糖尿病患者自我管理实践——做自己的糖尿病管家》。该系列图书已在美国糖尿病病人日常管理使用多年，深入人心，备受广大读者青睐。

“他山之石，可以攻玉”。我们与美国国际糖尿病中心合作，将此系列图书翻译成中文，就是想让您以及更多的糖尿病患者掌握自我健康管理的金钥匙。

我们知道，此套图书称不上是您健康生活的饕餮盛宴。但是，我们真诚地希望通过此套图书，能够给中国的糖尿病患者及其家人，以及从事糖尿病诊疗管理的专业技术人员献上一份提升理念与技能的营养快餐。

掩卷长思，心存感激。

我们衷心地感谢美国国际糖尿病中心同道的鼎力支持；

我们向为本书的翻译、审稿、定稿工作日夜辛劳，付出了辛勤劳动的同事、学者和研究生们致以深深的敬意；

同时，感谢参与本书审核的领导和专家！

“雄关漫道真如铁，而今迈步从头越”。

涅槃重生，我们满怀希望；春华秋实，我们深耕细耘！让我们共同努力，拥有自我健康管理的金钥匙，做自己健康的守门人。

董建群　董文兰

2017年6月

原著编者

Anders Carlson, MD
Anthony Pojman, DPM
Arlene Monk, RD, LD, CDE
David Kendall, MD
David Randal, PsyD, LP, CDE
Diane Reader, RD, LD, CDE
Ellie Strock, APRN-BC, CDE
Gail Radosevich, RD, LD, CDE
Glenn Matfin, MD
Gregg D. Simonson, PhD
Jan Pearson, BAN, RN, CDE
Janet Davidson, BSN, RN, CDE
Jeanne Mettner
Jessica Conry, BSN, RN, CDE, CFCN
Jill Flader, MS, RD, LD, CDE
Karol M. Carstensen
Kathleen Reynolds, RN, CDE
Katie Colón
Kimberly Gunyou, RD, LD, CDE
Kristin Kunzman, PsyD, LP
Laurie Eckblad Anderson
Mamie Lausch, MS, RN, RD, CDE
Mary Droogsma, BSN, RN
Mary Van Beusekom
Mary Ziotas, RD, LD
Megan McGinnis
Molly Woodard
Nancy Cooper, RD, LD, CDE
Patti Rickheim, MS, RN, CDE
Peter Garske, MD
Richard M. Bergenstal, MD
Ronica Norton, RN
Ruth Taswell
Shareen Marshall, RD, LD
Shey Larson, NP, CDE
Stacey Seibel, PhD, LP
Stephanie Critchley, MS, RD, CDE
Susan Sorensen, RD, LD, CDE
Tricia Zubert, RN, CNP
William Borkon, MD

原著致谢

Anders Carlson, MD
Anna Vannelli, MS, RD, LD, CDE
Colleen Fischer, RD, LD, CDE
Deanne Kendhammer, RN, CDE
Diane Reader, RD, LD, CDE
Glenn Matfin, MD
Janet Davidson, BSN, RN, CDE
Janet Lima, MPH, RN, CDE
Jessica Conry, BSN, RN, CDE
Jill Flader, MS, RD, LD, CDE
Julie Sandlin, BSN, RN
Kathryn Hoepker, MSN, RN
Kristin Carlson, RD, LD, CDE
Kristin Kunzman, PsyD, LP
Lesley Johnson, RN
Mamie Lausch, MS, RN, RD, CDE
Marcia Meier, BAN, RD, CDE
Maren Nelson, RN, CDE
Margaret Powers, PhD, RD, CDE
Marlene Spates, RN
Mary Droogsma, BSN, RN, CDE
Mary Ziotas Zacharatos, RD, LD, CDE
Maureen Kayser, BSN, RN, CDE
Melissa Klohn, RD, LD, CDE
Michael Fischer, MS, RD, LD
Nancy Cooper, RD, LD, CDE
Nancy Waldbillig, RD, LD, CDE
Paula Ekerholm, MS, RD, LD, CDE
Richard M. Bergenstal, MD
Ronica Norton, BSN, RN, CDE
Stephanie Critchley, MS, RD, LD, CDE
Sue Sorensen, RD, LD, CDE
Thomas W. Martens, MD

致　谢

中文版能够顺利出版要特别感谢在书稿翻译过程中江苏省省级机关医院的娄青林、巫海娣，以及国际糖尿病中心（IDC）及 Jane Norstrom 女士给予的大力支持和帮助。

国际糖尿病中心介绍

隶属于 Park Nicollet 的国际糖尿病中心位于明尼阿波利斯的郊区。国际糖尿病中心可以为糖尿病患者、他们的家庭以及护理人员提供世界一流的糖尿病护理、教育和临床研究服务。因其拥有的国际临床、教育、产品和服务项目，该中心被国际界所认可。

国际糖尿病中心出版物

国际糖尿病中心为卫生专业人员和患者提供许多出版物。出版物包括糖尿病教育课程、数据收集表格、临床资源、教学工具、简易读本、糖尿病自我管理手册、我的饮食计划等等。这些产品获得的收益用来支持糖尿病研究和教育。

想了解更多关于国际糖尿病中心的信息，请访问：idcpublishing.com 或拨打电话 1-888-637-2675.

目　录

前 言

在美国，约 2600 万人患有糖尿病，另外有近 8000 万人为糖尿病前期。无论您对糖尿病了解多少，本书都会对您有所帮助。

本书分为四个部分。为更好地了解糖尿病、提供一个完整的知识框架，本书描述了什么是糖尿病及其不同的治疗方法。通过学习本书您还会了解饮食、身体活动、压力是如何对糖尿病产生影响的，以及如何检测血糖。

糖尿病管理团队是您管理糖尿病的一个重要资源，除了您以外，这个团队中还包括：

- 家庭医生
- 内分泌科专家（糖尿病专科医生）
- 助理医师或执业护师
- 注册护士
- 注册营养师
- 糖尿病教育者（通常是糖尿病专业的注册护士或注册营养师，也可以是其他医疗卫生专业人员）
- 心理医生、社会服务者或药剂师

虽然糖尿病是一种慢性疾病，但是仍有广大患者通过管理糖尿病过着幸福而快乐的生活，您也可以和他们一样。

第一课

欢迎

在本次课您将：

- 了解糖尿病及其病因
- 学习糖尿病的治疗方案和治疗目标
- 掌握血糖检测的目的、方法和时间
- 了解碳水化合物对血糖水平的影响
- 制定个人饮食计划，学会如何计算碳水化合物的量
- 了解身体活动如何帮助您控制血糖和保持健康
- 树立管理糖尿病的信心

什么是糖尿病

糖尿病是指人体血液中葡萄糖（也称为血糖）水平过高的一种代谢状态。若不加以管理，久而久之，高血糖就会引起许多健康问题。

了解人体利用葡萄糖的相关知识可以帮助您更好地认识糖尿病。葡萄糖是血液中糖的一种形式，人体将摄入的食物分解为葡萄糖，并通过血液循环将葡萄糖输送到全身各处的细胞，然后细胞利用葡萄糖获取能量。

为了帮助葡萄糖进入细胞，人体胰腺（胃附近的一个器官）的 β 细胞会分泌一种激素——胰岛素。胰岛素吸附在细胞表面，为葡萄糖进入细胞打开了一个通道。一旦葡萄糖进入到细胞中，人体就可以利用这些葡萄糖获取能量。

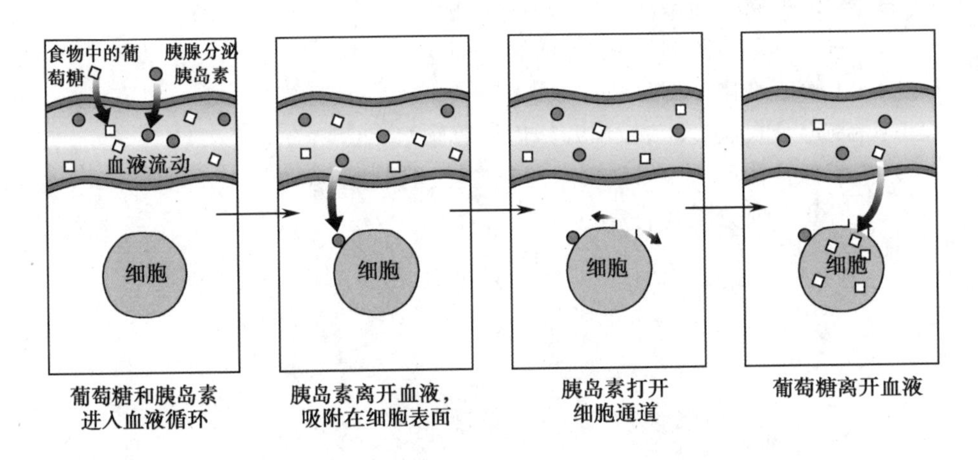

有时人体无法分泌足够的胰岛素或者体内的细胞发生了胰岛素抵抗，从而导致葡萄糖无法进入到细胞中。这种情况下，血液中的葡萄糖水平就会升高，其结果就造成了糖尿病。

糖尿病的分型

糖尿病主要有3种类型，每种类型发生的原因各不相同。不能说某一种类型的糖尿病比其他类型的就更为严重。所有类型的糖尿病都会造成血液中葡萄糖水平的升高。

2型糖尿病

2型糖尿病是指人体无法正常使用胰岛素。人体细胞发生胰岛素“抵抗”进而导致葡萄糖难以进入细胞，因此葡萄糖就滞留在血液中。久而久之，胰腺分泌的胰岛素越来越少。所以2型糖尿病患者可能需要使用口服降糖药、非胰岛素类注射药物或者胰岛素。2型糖尿病在成人中最为常见，但是在儿童中的2型糖尿病也变得越来越多见了。

1型糖尿病

1型糖尿病表现为体内的胰腺无法分泌胰岛素。1型糖尿病可以发生于各个年龄段，但以儿童和30岁以下成人多见。因为1型糖尿病患者的胰腺不能分泌胰岛素，所以这类患者每天都需要注射胰岛素。

妊娠糖尿病

女性在怀孕时由于体内激素的变化需要更多的胰岛素。一些孕妇体内无法分泌更多的胰岛素，她们的血糖水平就会升高，逐渐发展为妊娠糖尿病。通常在婴儿娩出后，产妇的血糖水平就会恢复正常。但是，妊娠糖尿病患者日后发生2型糖尿病的风险较高。

糖尿病管理团队将会与您一起制定一个糖尿病治疗方案。能将血糖水平控制在目标范围内的治疗方案就是最佳的治疗方案。

糖尿病的诊断

医生会使用以下一种或多种诊断方法来检测您的血糖水平，以了解您是否患有2型糖尿病。

- 糖化血红蛋白（HbA1C）检测：测量您过去2～3个月内血糖平均水平。这项实验室检测可以在一天中的任何时间进行。（关于HbA1C检测的更多信息见第8页）
- 空腹血糖检测：测量空腹血糖水平，空腹是指除水外至少8小时未摄入任何食物或饮料。
- 随机血糖检测：测量一天中任意时间的血糖水平。
- 口服葡萄糖耐量试验（OGTT）：先测量空腹（除水外至少8小时未摄入任何食物或饮料）的血糖水平，然后喝一杯含糖饮料，2小时后再次测量血糖水平。

诊断方法	糖化血红蛋白（HbA1C）检测	空腹血糖检测	随机血糖检测*	口服葡萄糖耐量试验
糖尿病	≥6.5%	≥126mg/dl（7.0mmol/L）	≥200mg/dl（11.1mmol/L）且有症状	≥200mg/dl（11.1mmol/L）
糖尿病前期	5.7%～6.4%	100～125mg/dl（5.6～6.9mmol/L）		140～199mg/dl（7.8～11.1mmol/L）

* 随机血糖检测不能用于诊断糖尿病前期

如果您的检测结果偏高，医生可能会要求您择期再次进行检测。第二次的测量结果将会确认您是否患有2型糖尿病。

糖尿病前期

如果您的血糖水平比正常高，但还没有达到糖尿病的诊断标准，这种情况叫做糖尿病前期。如果您是糖尿病前期，那么您患 2 型糖尿病的风险将会更高。研究显示很多糖尿病前期人群在未来 10～20 年间会患上糖尿病。但是您可以采取一些措施来推迟甚至阻止疾病的发展。

超重会使人体产生胰岛素抵抗，而减重、增加身体活动可以增强人体对胰岛素的敏感性。研究显示，可以通过以下两种途径将患 2 型糖尿病的风险减少一半以上：

- 减轻至少 10～15 磅（4.5～7.0kg）的体重
- 每周保证至少 2.5 小时的身体活动

不管诊断结果如何，您关注的重点应该是控制好血糖水平。良好的血糖水平有助于保持健康。

糖化血红蛋白（HbA1C）检测

糖化血红蛋白是一项实验室检测指标，反映了您过去2～3个月血糖平均水平。糖化血红蛋白检测主要测量吸附在血红蛋白表面的葡萄糖数量。血红蛋白是人体内红细胞的一部分，主要用来向身体各部分组织输送氧气。当血糖水平高时，会有更多的葡萄糖吸附于血红蛋白表面。您的糖尿病管理团队会检测您的糖化血红蛋白值，如果糖化血红蛋白值≥6.5%，就可以确定患有糖尿病。

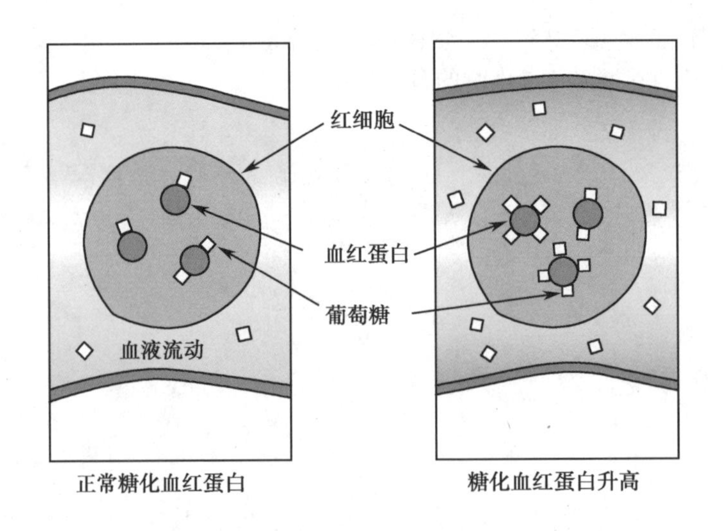

每3～6个月可以测一次糖化血红蛋白。这项检查能够让您了解您的糖尿病治疗方案是否起到了作用。糖化血红蛋白检测值的正常范围为4%～5.6%*。对大多数糖尿病患者来说，糖化血红蛋白的控制目标应该是低于7%。但对于每个人来说，糖化血红蛋白的控制目标主要取决于个人的健康需求，所以糖化血红蛋白的控制目标可能会略有不同。

糖尿病管理团队会和您一起制定一个糖尿病治疗方案，以帮助您达到糖化血红蛋白的控制目标。一般情况下，人体需要数月的时间才能达到这个目标，但是糖化血红蛋白的每一点改善都将使您变得更加健康。

* 依据《中国2型糖尿病防治指南（2013年版）》，正常的糖化血红蛋白范围为4.0%～6.0%。

血糖检测结果与糖化血红蛋白

当至少一半的血糖检测结果在目标范围内时，您的糖化血红蛋白一般也会在目标范围内。下图揭示了您每天的血糖检测结果和糖化血红蛋白之间的关系。例如，如果您的糖化血红蛋白在9%左右，那么您至少有一半的血糖检测结果在210～245mg/dl（约11.7～13.6mmol/L）的范围内。

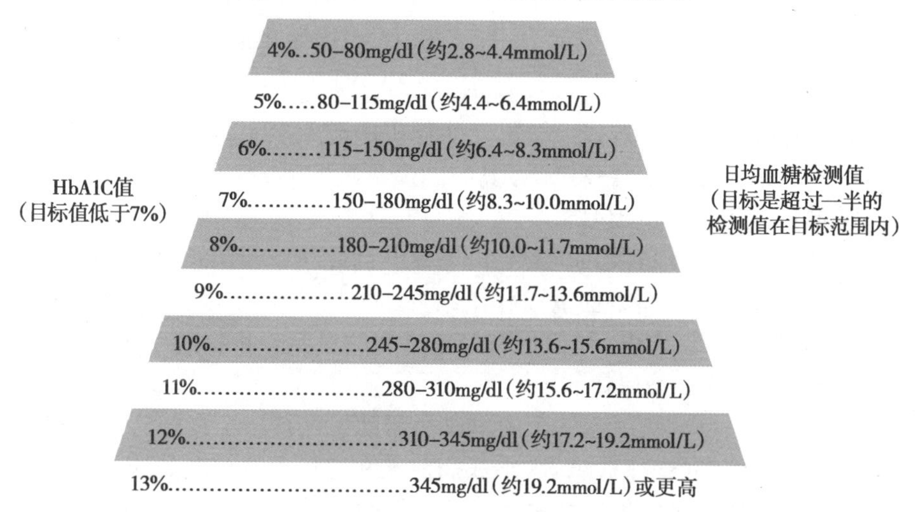

每天测血糖有助于及时调整您的糖尿病治疗方案。如果您每天的血糖检测结果越来越好，那么下一次您糖化血红蛋白的检测值也将会更好。

糖化血红蛋白与平均血糖估计值

另外一个展示糖化血红蛋白检查结果的方式是平均血糖估计值（eAG），这个值的单位也是mg/dl（mmol/L），代表了过去2～3个月血液中葡萄糖的平均水平。下表中列出了糖化血红蛋白值和与之相对应的平均血糖估计值（eAG）。例如，如果您的糖化血红蛋白值是7%，那么您的平均血糖估计值为154mg/dl（8.6mmol/L）。

糖化血红蛋白（%）	平均血糖估计值 mg/dl（mmol/L）
5	97（5.4）
6	126（7.0）
7	154（8.6）
8	183（10.2）
9	212（11.8）
10	240（13.3）
11	269（14.9）
12	298（16.6）
13	326（18.1）

2 型糖尿病的危险因素、症状和并发症

糖尿病的危险因素

糖尿病的危险因素可以分为以下几类，包括遗传因素、既往病史和生活方式。

遗传因素和一些既往病史是无法改变的，如糖尿病家族史或者是曾患妊娠糖尿病。

但是您可以在生活方式上做出一些积极的改变，例如减重、戒烟。这些生活方式的改变可以改善高血压、高胆固醇等危险因素，另外也可以降低糖尿病前期发展为糖尿病的风险。

现在请您回答第 11 页的问题。回答这些问题可以帮助您理解诊断结果，同时也会提示您在哪些方面需要作出改变。同时也请您的家人回答这些问题，因为有糖尿病家族史，他们也有患糖尿病的风险。积极的改变生活方式可以降低您的家人患糖尿病的风险。

本书中关于身体活动和饮食的建议会帮助您保持一个良好的生活方式，如果能照着去做，对糖尿病患者、糖尿病前期和高危人群都有益处。事实上，每个人都可以从健康的生活方式中受益，因此也希望您鼓励您的家人一同实践、保持一个健康的生活方式。

为了解您患上2型糖尿病的危险因素，请回答下列问题。如果您的回答为“是”，表示您有这项危险因素。如果有任何问题，请咨询您的糖尿病管理团队。

	是	否
您是否曾被告知您的血糖水平比较高？	□	□
您的年龄是否大于45岁？	□	□
您的家人中是否有糖尿病患者？	□	□
您是否超重？	□	□
您是否有高血压？	□	□
您是否不经常运动？	□	□
您是否曾患妊娠糖尿病？或者您孩子出生时的体重超过9磅(4.0kg)？	□	□
您是否有心血管疾病？	□	□
您的胆固醇或甘油三酯水平是否异常？	□	□
您是否吸烟？	□	□
您是否有多囊卵巢综合征？	□	□
您是否患黑棘皮病(颈后、腋窝、肘部或身体其他部位有黑色的、天鹅绒样的皮肤)？	□	□

糖尿病症状

大部分 2 型糖尿病患者会有症状，但也有一些患者没有症状，因此这些无症状患者在看到诊断结果后会对自己患病感到难以置信。下表中列出了 1 型糖尿病和 2 型糖尿病的常见症状，但是这些症状在任何一种糖尿病中都有可能出现。

2 型糖尿病	1 型糖尿病
易劳累	多尿
视力模糊	常感口渴
伤口持久疼痛，难以愈合	常感饥饿
皮肤干燥、发痒	不明原因的体重下降
感染（或常复发的感染）	
手脚麻木或刺痛感	

大多数糖尿病症状会随着治疗而消失。有些糖尿病患者是在症状消失后才意识到有这些症状。例如，一些患者在开始治疗后感到自己的精力更充沛了，他们只是没有意识到之前的疲惫感正是由于高血糖所引起的。

糖尿病并发症

长期的高血糖会导致严重的健康问题，但这些问题并不是一下子就形成的。因此您可以采取一些措施来预防、延迟或减少这些问题的发生。

下图展示的是可能受到糖尿病影响的身体部位。

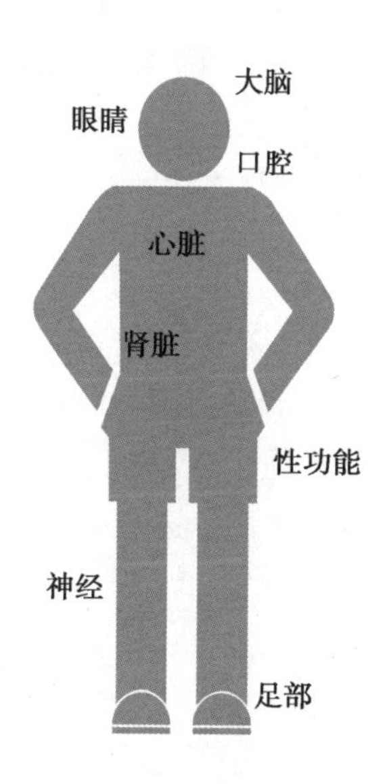

2 型糖尿病的治疗

治疗 2 型糖尿病的目的是帮助您：

- 将血糖水平控制在目标范围内
- 将血压和胆固醇水平控制在目标范围内
- 在治疗糖尿病的同时保持正常的生活状态
- 预防、延迟、减少糖尿病引发的健康问题
- 每天都感觉良好

有计划的饮食和规律的身体活动是任何一个糖尿病治疗方案都不可或缺的组成部分。好的治疗方案可以使您的血糖水平控制在目标范围内。一些患者在确诊后需要立刻开始糖尿病的药物治疗，有一些则不需要。治疗方案也需要随时间和病情变化不断地进行调整。下表列出了糖尿病的不同治疗方案。

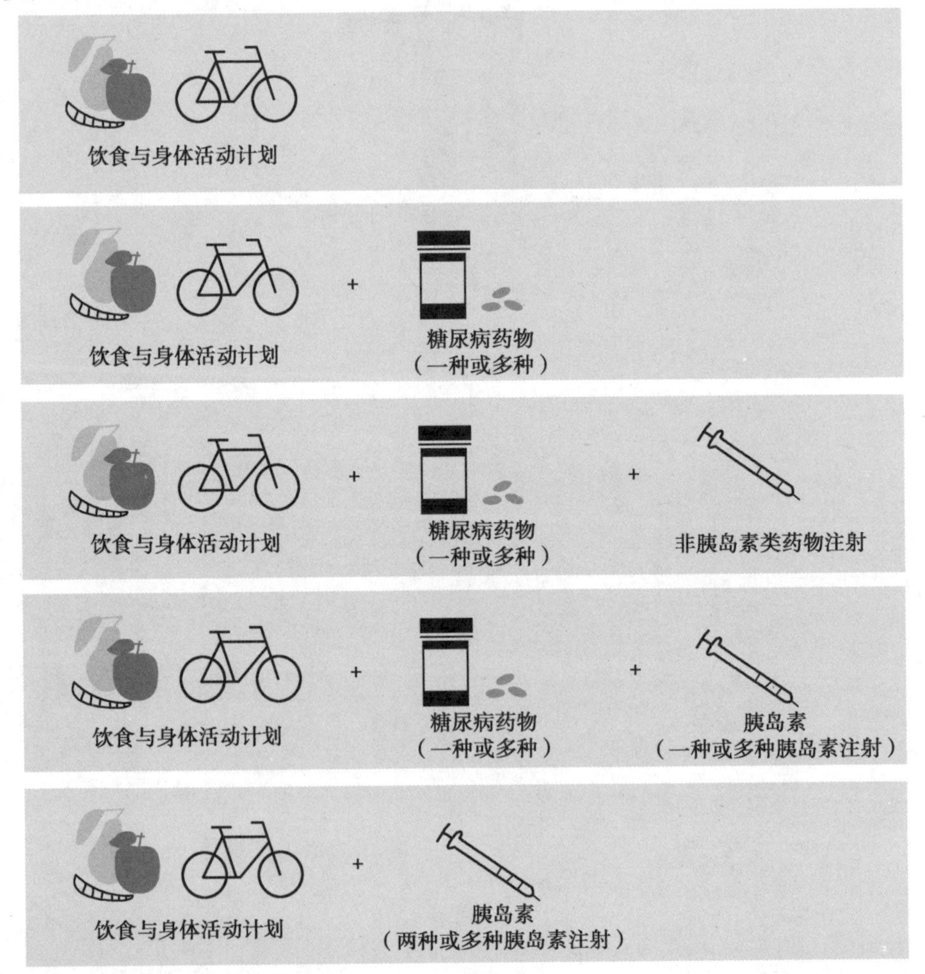

一些治疗方案中包括了糖尿病药物治疗，这些药物有助于降低血糖水平。这些药物可以单独使用，也可以联合使用。药物治疗方案将在109-111页讲述。

糖尿病药物的作用机制

- 促使胰腺分泌更多的胰岛素
- 让人体更好地利用胰岛素
- 减少肝脏葡萄糖的释放
- 促进肾脏排出多余的葡萄糖
- 减缓人体对碳水化合物的吸收
- 为人体补充额外的胰岛素

不同类型的口服降糖药作用机制不同，治疗时通常需要联合用药，根据血糖水平选择不同的药物种类和剂量。

治疗糖尿病的药物还包括非胰岛素类注射药物，它可以在您进食时促使胰腺分泌更多的胰岛素。有些人发现这些药物有助于减少进食、甚至减轻体重。

在口服降糖药无法降低血糖水平时，您可能需要联合使用被称为基础胰岛素的长效胰岛素。这种胰岛素只需要每天注射一次就可以满足一整天的胰岛素需求。当然，除了胰岛素以外，您也需要继续使用其他的糖尿病药物。

血糖检测

血糖检测是了解您糖尿病控制成功与否的另一个重要途径。可以用血糖仪来自测血糖，只需几秒钟就可完成。

血糖检测结果能够告诉您检测时的血糖水平，请将您的检测结果写在糖尿病记录本上。

血糖检测结果有助于您和糖尿病管理团队：

- 了解您的糖尿病治疗方案是否有效
- 决定如何调整治疗方案（比如，减少食物的摄入量或增加药物种类/剂量）
- 了解这些调整如何影响您的血糖水平

血糖仪

血糖仪是一种装有电池的电子设备。它能够从一小滴血中测出您的血糖水平，血糖仪上的一个小的显示屏可以显示出血糖值。

大多数的血糖仪在使用时需要插入一张试纸条。插入试纸条后，用采血针从手指取一滴血，然后将血滴到试纸条上。这个试纸条上涂有一种能够和血液发生反应的化学物质，这种化学反应使得血糖仪能够测出您的血糖值。

通过血糖仪测血糖时要取一滴血。大多数的血糖仪取的都是指尖血。某些血糖仪也能取用前臂或者人体其他部位的血。

血糖检测小贴士

- 试纸条要室温保存（46～86℉或8～30℃）
- 试纸条要避光、干燥、密封保存
- 不要使用过期的试纸条

血糖控制目标

确保血糖达标能够帮助您更好地管理糖尿病。在制定血糖控制目标之前，需要明确您的目标是什么。不同检测时间的推荐血糖控制目标见下表。

糖尿病管理团队可能会基于您的健康需求帮您制定不同的控制目标。请把您的目标写在下表中**“我的目标”**一栏里。

检测时间	糖尿病患者血糖控制目标	我的目标	非糖尿病 / 糖尿病前期
餐前	70～130mg/dl（3.9～7.2mmol/L）		<100mg/dl（5.6mmol/L）
餐后 1～2 小时	<180mg/dl（10.0mmol/L）		<140mg/dl（7.8mmol/L）

餐后每个人的血糖水平都会上升，这是正常现象，您需要关注的是血糖升高的幅度。

对照您的血糖控制目标，查看检测结果。有时血糖水平会超出目标范围，也是没问题的。您的血糖检测结果不必要求得那么完美，努力做到让至少一半的血糖检测值在控制目标范围内就可以了。

如何测血糖

下文讲解了用血糖仪测血糖的步骤。您可以参考血糖仪说明书了解更多的信息。在使用血糖仪的过程中有任何问题，也可以拨打血糖仪上的免费电话进行咨询。

1. 先用肥皂和温水洗手或用酒精擦手（不要用手部消毒剂），然后把手擦干。
2. 在采血笔上装上采血针（每次测血糖必须使用新的采血针）。
3. 手臂下垂，甩动几下，使血液流向手指部位。
4. 将试纸条插入血糖仪。
5. 用采血针在手指指腹的侧面采血（每次测血糖换用不同的手指）。
6. 轻轻挤压或按摩手指，直到出现一滴血。
7. 把这滴血滴在试纸条上，然后等待血糖仪读出血糖值。
8. 在血糖记录本上记下这个血糖检测值。
9. 把采血针丢在锐器收纳盒中。

锐器的处理

您可以在医院药房或者药店买一个锐器收纳盒。一些药房或药店也会回收您用过的锐器收纳盒，并帮您处理掉。如果药房或药店不回收这些盒子的话，您可以联系垃圾回收人员或者当地相关的卫生机构。他们会告诉您，在您所在区域处理这些锐器的相关信息。

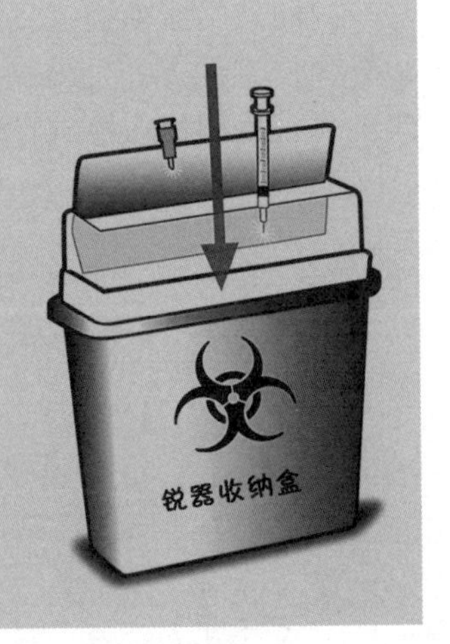

何时测血糖

首先，您最好能在一天中的下列时间测量三次血糖：

1. 早餐前
2. 在碳水化合物摄入最多的一餐（主餐）前
3. 在碳水化合物摄入最多的一餐（主餐）开始后 1～2 小时

在接下来的 2 周内按照上述时间表测量血糖，并将测量结果记录在糖尿病记录本上。两周后，您的测量频次就可以减少一些了。

糖尿病记录本

下图是糖尿病记录本的一个样例，包括了如下信息：

		早餐			午餐			晚餐			睡前	
日期	夜间血糖值	血糖值*	药物	血糖值	血糖值	药物	血糖值	血糖值*	药物	血糖值*	血糖值	药物
6.5		159（8.8）	二甲双胍 500mg					138（7.7）	二甲双胍 500mg	181（10.1）		
6.6		136（7.6）						94（5.2）		138（7.7）		
6.7		126（7.0）						169（9.4）		199（11.1）		

* 括号内的数值单位为 mmol/L

糖尿病饮食计划

人体所摄入的食物大多数会降解、转化为葡萄糖，因此饮食计划是糖尿病治疗方案的重要组成部分。营养师将和您一起制订一份适合您的饮食计划。

饮食计划的制订主要基于以下几点：

- 您喜欢吃什么、什么时候吃、吃多少
- 生活方式，包括身体活动水平
- 健康需求和目标体重
- 糖尿病用药（如果您采用药物治疗糖尿病的话）

您不需要吃某类特定的食物，也没有严格的糖尿病食谱。您仍然可以吃您喜爱的食物，但是要适量。饮食计划一般包括一日三餐，也可以包括一些加餐或零食。

健康的食物和规律的身体活动可以帮助您：

- 保持血糖水平在目标范围内
- 保持健康的胆固醇和甘油三酯（三酰甘油）水平
- 达到或保持健康体重
- 避免或减缓糖尿病并发症

含碳水化合物的食物

食物中包含碳水化合物、蛋白质和脂类。其中，碳水化合物对血糖的影响最大。碳水化合物可以被消化并转化为葡萄糖。如果人体无法正常利用葡萄糖，葡萄糖就会滞留在血液中，造成血糖水平过高。

含碳水化合物的食物能够提供能量，而且含有重要的营养物质、膳食纤维、维生素和矿物质。多数含碳水化合物的食物对身体是有好处的，每餐都应该摄入碳水化合物。

含碳水化合物的食物包括：

- 谷类（面包、谷物、意大利面、米饭、玉米粉圆饼）
- 豆类（黑豆、红豆、白豆）
- 淀粉类蔬菜（玉米、豌豆、土豆）
- 水果和果汁
- 牛奶和酸奶
- 糖果、曲奇、冰激凌和其他甜点
- 普通饮料（非低热量）、运动饮料、柠檬茶和其他含糖的茶饮料

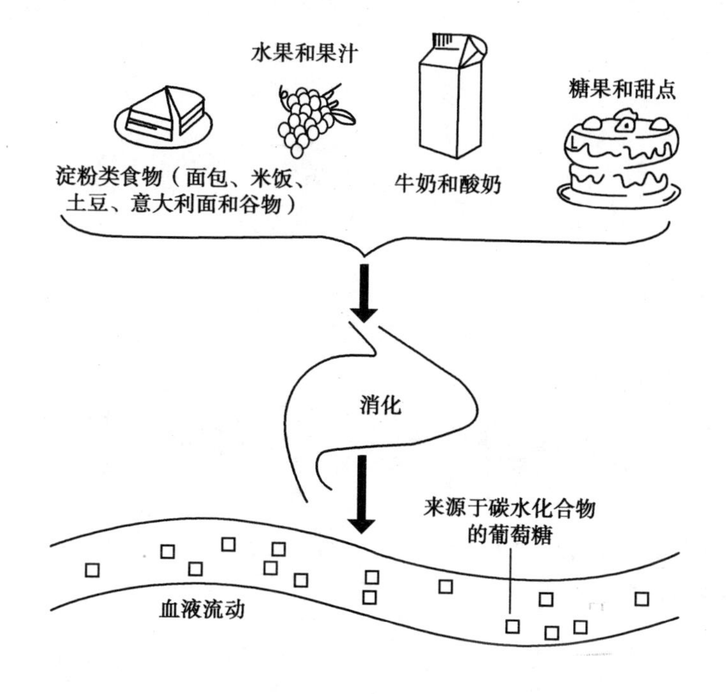

不含碳水化合物或碳水化合物含量低的食物

肉类、肉替代品（如鸡蛋、奶酪、花生酱）、禽类、鱼类以及脂肪中不含碳水化合物，因此这些食物对血糖水平影响不大。但是这些食物可以提供蛋白质及其他营养物质，因此这些食物也是饮食计划的重要组成部分。为了保护心脏，要选择食用瘦肉和健康的脂类。

大多数蔬菜含有的碳水化合物较少，因此其对血糖水平的影响也不大。像绿叶蔬菜、西蓝花和胡萝卜一类的蔬菜含有大量的维生素、矿物质和膳食纤维。

无糖饮料同样不含碳水化合物，如减肥软饮料，不加牛奶、奶油或糖的咖啡以及茶。

碳水化合物计数法是如何起作用的

碳水化合物计数是了解每餐、加餐中碳水化合物摄入量的方法。

如果一次摄入碳水化合物过多，您的血糖就会升得过高；如果摄入碳水化合物过少，同时又使用了糖尿病药物，您的血糖就会降得过低。下图给出了两个例子，其中一餐含碳水化合物的食物过多，而另一餐则比较健康。

摄入过多 ——→ 血糖升得过高

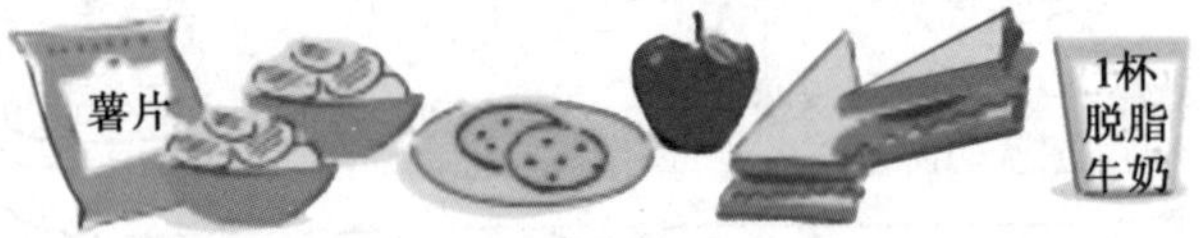

薯片

1杯
脱脂
牛奶

摄入较健康 ——→ 血糖降得过低

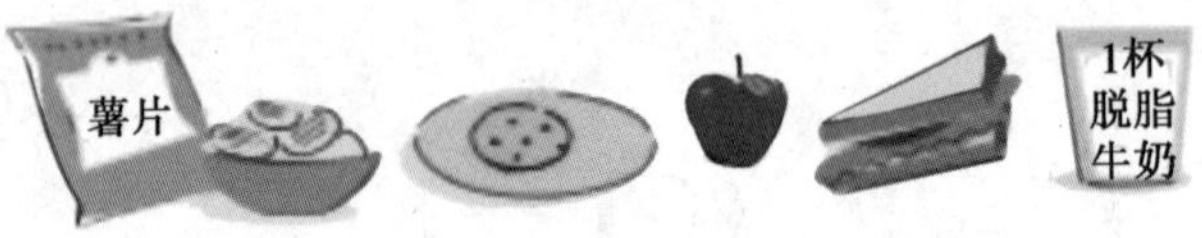

薯片

1杯
脱脂
牛奶

最好的饮食方式是少量多餐，这样的饮食方式有助于将血糖水平控制在目标范围内。

什么是一份碳水化合物

您可以通过克数或份数来计算碳水化合物的摄入量。一份碳水化合物是指含有 15g 碳水化合物的一份食物或者饮料。您的饮食计划规定了每餐或加餐时碳水化合物的摄入量，您可以自己决定选择哪些食物。

一份碳水化合物的量=

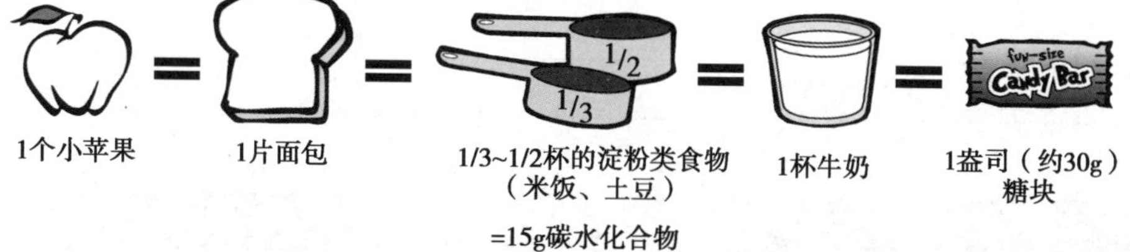

现在您已经了解了什么是一份碳水化合物，下一步就是学习如何进行碳水化合物计数了。

请看下面的例子：

- 1 个小苹果相当于 1 份（15g）碳水化合物
- 2 个小苹果相当于 2 份（30g）碳水化合物
- 1 个大苹果相当于 2 份（30g）碳水化合物

每次您吃东西的时候应该计算总的碳水化合物份数或者克数。如果您碳水化合物的摄入量符合饮食计划，血糖就可以控制在目标范围内了。

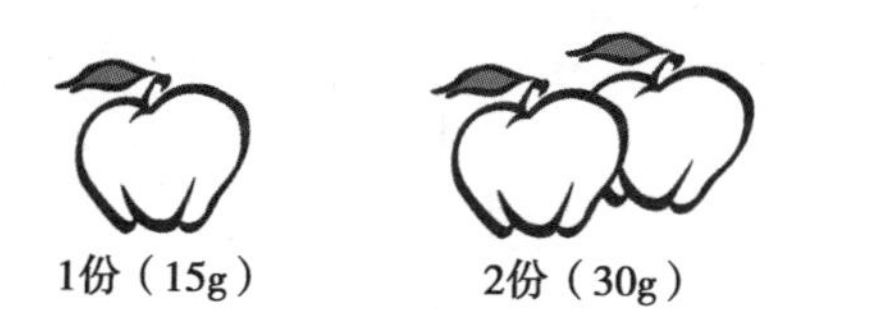

下面列举的两份餐中含碳水化合物的量相同，虽然食物种类不同，但每份餐含碳水化合物的量均为4份，相当于大约60g碳水化合物。

午餐1	碳水化合物份数	碳水化合物克数
1份火鸡三明治（2片面包）	2	30
1个小苹果	1	15
1杯牛奶	1	15
总碳水化合物	4	60

午餐2	碳水化合物份数	碳水化合物克数
2杯汤	2	30
6片苏打饼干	1	15
蔬菜沙拉（含沙拉酱）	0	0
½杯低脂冰激凌	1	15
总碳水化合物	4	60

碳水化合物计数的练习

下面每份餐中碳水化合物的份数或克数分别是多少呢？您可以参考《我的饮食计划》（121页）或其他含碳水化合物的食物列表。

早餐	量	碳水化合物份数或克数
橘子汁	½杯	________
麦片（熟的，不含糖）	1杯	________
脱脂牛奶	1杯	________
小麦面包	1片	________
花生酱	1汤匙	________
香蕉	1根（大）	________
	碳水化合物总量＝	

午餐或晚餐	量	碳水化合物份数或克数
烤牛肉	3盎司（约90g）	________
烤土豆	1个（中等大小，4英寸，直径约10cm）	________
熟四季豆	½杯	________
生菜沙拉	小份	________
意式沙拉酱	2汤匙	________
圆面包	1个（小）	________
黄油	1茶匙	________
曲奇	2个（小）	________
咖啡	1杯	________
	碳水化合物总量＝	

加餐	量	碳水化合物份数或克数
爆米花（微波炉制做）	3杯	________
	碳水化合物总量＝	

您能使用已知的信息算出下面这份快餐的碳水化合物总份数或克数吗？

快餐	量	碳水化合物份数或克数
芝士汉堡	1个（小）	________
炸薯条	约20～30根（小份）	________
减肥软饮料	16盎司（约480ml）	________
蛋卷冰激凌	1个（小）	________
	碳水化合物总量＝	

对于您的饮食计划来说，这些食物合适吗？答案见106页。

了解食品标签

食品标签上含有计算碳水化合物的相关信息。请看“营养成分表”了解更多的信息。计算碳水化合物时您需要知道：

- 每份食物的量
- 每个包装所含的食物份数
- 总的碳水化合物（以每份所含克数的形式列出）

阅读27页的标签，进行“食品标签小测验”。如果您习惯用份数来计算碳水化合物，可以参考下表把碳水化合物的克数转换为份数。当然有人更愿意通过克数计算碳水化合物的数量。请使用您自己认为更简单的方式。

碳水化合物克数(g)		碳水化合物份数(份)
0～5	=	0
6～10	=	½
11～20	=	1
21～25	=	1½
26～35	=	2
36～40	=	2½
41～50	=	3
51～55	=	3½
56～65	=	4
66～70	=	4½
71～80	=	5

食品标签小测验：

1. 每份食物的规格是多少？________________
2. 每个包装含有几份食物？________________
3. 每份食物包含多少克碳水化合物？________________
4. 每份食物相当于________________份碳水化合物。

答案见106页。

每份食物的量

食品标签上的所有信息都是基于每份食物的量列出的。如果您吃两份的话，您也就摄入了两倍的碳水化合物以及其他营养素和热量。

注意：此处列出的克数指的是每份的重量，而不是总的碳水化合物的重量。

每个包装所含的食物份数

这一项显示了每个食物包装内的总份数。

总碳水化合物

这一项显示了每一份中的碳水化合物的总克数。总碳水化合物包含了所有的淀粉、糖、膳食纤维以及糖醇。用这个数来计算碳水化合物的份数。

膳食纤维

总的碳水化合物包含了膳食纤维，但膳食纤维对血糖水平影响不大。

营养成分表

每份食物的量 1块（36g）
每个包装所含的食物份数 6份

每份食物的量
卡路里 140 脂肪卡路里 25

	% 日需要量
总脂肪 3g	5%
饱和脂肪 0.5g	3%
反式脂肪 0g	
胆固醇 5mg	2%
钠 110mg	5%
总碳水化合物 27g	9%
膳食纤维 2g	4%
糖 9g	
蛋白质 2g	16%

维生素A 15% • 维生素C 0%
钙 20% • 铁 10%

• 以每日摄入热量2000卡路里计算每日需要量的百分比，依据个人实际情况，日需要量有所不同：

		卡路里： 2000kcal	2500kcal
总脂肪	低于	65g	80g
饱和脂肪	低于	20g	25g
胆固醇	低于	300mg	300mg
钠	低于	2400mg	2400mg
总碳水化合物		300g	375g
膳食纤维		25g	30g

每克营养素产生的卡路里
脂肪 9 • 碳水化合物 4 • 蛋白质4

糖尿病饮食计划

营养师会为您量身制订一个饮食计划。您的饮食计划可能需要不断地进行调整。

下表列出了每餐碳水化合物摄入量的一般原则。平均来说，饮食计划中每餐包含2～4份（30～60g）碳水化合物。根据您个人的目标和健康需求，您需要的碳水化合物可能会有所不同。为了满足营养需要，每餐至少应有2份（30g）碳水化合物。

每餐碳水化合物摄入量的一般原则

	减重时	保持体重	身体活动较多时
女性	2～3份（30～45g）	3～4份（45～60g）	4～5份（60～75g）
男性	3～4份（45～60g）	4～5份（60～75g）	4～6份（60～90g）

在一天内合理分配三餐和加餐，不要漏餐。如果要加餐，安排在餐后2小时以上。

按照这些原则制定的饮食计划将会帮助您将血糖控制在目标范围内，并且能够避免在使用胰岛素或某些口服降糖药物的时候发生低血糖。

加餐

对于糖尿病患者来说，加餐不是必须的，是否需要在两顿正餐间加餐还要和营养师沟通确定。选择加餐的人多数是因为：

- 喜欢加餐
- 在两餐之间感到饥饿
- 避免正餐吃得过多
- 比平时身体活动量大
- 在两餐间有糖尿病药物所致的低血糖的出现

加餐通常会增加更多的热量和脂肪。为了避免体重增加，要减少每次加餐的份量（至多 2 份或 30g 碳水化合物），而且要选择低脂食物。

加餐的食物见 113 页。其中包括一些不含碳水化合物或碳水化合物含量低的食物，但是这些食物通常含有较多的脂肪和热量。

记录食物

当刚开始执行饮食计划或认为饮食计划需要改变时，您最好将摄入的食物记录下来。记录您摄入食物的种类、摄入量和时间，还有身体活动水平，这有助于您和营养师制定或修改饮食计划。您也可以在记录饮食的同时写下当时的感受（例如“太棒了”“太沮丧了”“压力太大了”等）。

准确记录您的饮食、身体活动、血糖检测结果，可以为您提供重要的健康信息，告诉您糖尿病管理的哪些措施有效、哪些措施无效。

7/8	时间：上午8点 血糖值：136mg/dl(约7.6mmol/L)	碳水化合物份数
	3/4杯脆玉米片	1
	1/2杯脱脂牛奶	1/2
	1片全麦面包	1
	1/2个香蕉	1
	1汤匙花生酱	0
	早餐后散步半小时	

身体活动的益处

尽管您有糖尿病，但身体活动依然会为您带来很多益处。食物可以为您的身体提供能量，而身体活动则在消耗这些能量。

只要稍微增加少量的身体活动，就可以为您的健康带来很大的好处，包括：

- 降低血糖水平
- 增强胰岛素的敏感性
- 使您感觉良好
- 让您精力充沛
- 降低血压、胆固醇，使您的心脏更健康
- 增加力量、耐力和灵活性
- 帮助减轻体重或保持体重

您无需进行高难度的身体活动，事实上，只要动起来就对身体有益。一些很简单的活动，像打扫卫生、割草、甚至是把汽车停远一些多走几步到达目的地都可以算作身体活动。身体活动的目标是每周至少运动 2.5 小时，为此，在一周的大多数时间里每天要进行至少 30 分钟的身体活动，而这 30 分钟可以一次性做完，也可以分段进行，比如分为 3 个 10 分钟做完。

与您的糖尿病管理团队沟通，了解如何将身体活动融入糖尿病治疗方案中。如果使用胰岛素或某些糖尿病药物，您的血糖可能会在活动期间或活动后降得过低。糖尿病管理团队将告诉您药物治疗是否会造成这种情况，如果会造成低血糖，那么在您进行身体活动时记得带点儿零食（含 1 份或 15g 碳水化合物）以预防低血糖的发生。

下图是身体活动金字塔，这个金字塔展示了日常生活中进行身体活动的一些方式。圈出您喜欢的方式或者写下您自己的一些身体活动的方式！您愿意做的身体活动就是最好的活动形式。关于坚持身体活动的更多信息见101页。

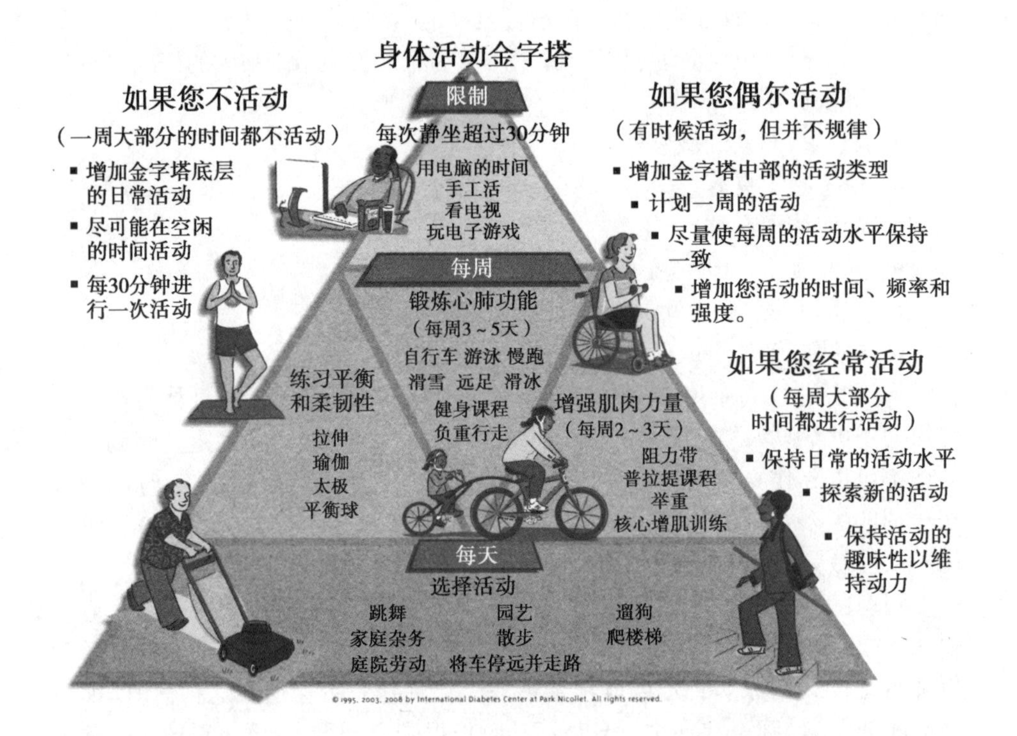

为成功做计划

现在您已经知道，治疗糖尿病意味着要做一些改变。您需要养成一些新的习惯，比如进行碳水化合物计数、检测血糖等，同时您还需要改变一些旧的习惯。

对大多数人而言，改变习惯是很困难的，需要时间和努力。您可以重点关注 1～2 个行为的改变。

为了更好地改变习惯，需要进行思考并制订计划。这将有助于：

- 决定下一步做什么、如何做
- 认清困难并找到解决办法
- 了解自己何时需要帮助和支持
- 对自己的每一点进步都给予鼓励

在上第二课之前，请思考 34 页的问题（您可以写下自己想的任何内容），回答这些问题有助于您成功的制订计划。

当我考虑做出改变时：

1. 对我来说，一些旧的习惯是很难改变的。我现在能专注改变哪一个习惯？

2. 我现在可以养成哪个新的习惯？

3. 会有哪些事情阻碍我完成这些改变？

4. 哪些人或哪些事有助于我做出改变？

5. 在下面的空白处写下或画出您患糖尿病后的想法或感受。

期待第二课再见

第二课的预约时间为________（日期和时间）

下次上课时请带上：

- 这本书
- 饮食记录和身体活动记录
- 糖尿病记录本
- 血糖仪、试纸和葡萄糖质控液（如果有的话）
- 您的一位家人或朋友（自愿）
- 您的问题清单
- 其他：________________________________

下次课前请做到：

- 每天在推荐的时间检测血糖
- 将血糖测量结果记录在糖尿病记录本
- 至少完成3天以上的饮食和身体活动记录
- 保持原有的身体活动量或适当增加
- 思考最近开始养成的新习惯，以及还想在哪些方面做出改变
- 写下糖尿病管理中的一些困难
- 与您的糖尿病管理团队、心理医生、社会服务者或信任的朋友、家人交流，说一说您由于糖尿病而产生的一些消极情绪

其他：________________________________

第二课

欢迎

在本次课您将：

- 评估血糖检测结果
- 学会如何保养血糖仪和试纸
- 掌握低血糖、高血糖的原因、症状和治疗方法
- 了解疾病与压力如何影响血糖水平
- 了解在不同场所选择健康饮食的窍门
- 了解酒精如何影响血糖水平
- 了解规律的身体活动如何影响血糖水平
- 树立应对糖尿病的自信心
- 制订一个成功管理糖尿病的计划

清单

向您的糖尿病管理团队咨询以下几个问题：

- 血糖仪、血糖检测、目标范围
- 糖尿病药物治疗
- 含碳水化合物的食物、碳水化合物计数、食品标签阅读
- 身体活动

回顾您的糖尿病记录本

目标是让至少一半（50%）的血糖检测结果在目标范围内。

样例

在最近两周内：

检测结果在目标范围内的次数	÷	总检测次数	=	检测结果在目标范围内的比例	×100＝	达标率
20		40		0.5		50%

现在回顾您最近两周的检测结果，完成以下步骤，将数字写在下面的空白处。

1. 标记所有在目标范围内的检测结果，并统计次数
2. 统计您记录的血糖总检测次数
3. 用检测结果在目标范围内的次数除以总检测次数
4. 将结果乘以100，得到达标率

我的结果

在最近两周里：

检测结果在目标范围内的次数	÷	总检测次数	=	检测结果在目标范围内的比例	×100＝	达标率
______		______		______		______

您的达标率达到50%了吗？

□ 没有，我需要继续每天测量3次血糖。

□ 是的，达标率为50%甚至更高，我可以减少测量次数：每周测量2～3天，每天测3次。

实现准确测量血糖

糖尿病管理团队将根据您的血糖检测结果确定治疗方案，因此，血糖检测结果的准确性是十分重要的。

检测血糖之前，用温水和肥皂洗手或者使用酒精擦拭（不要使用消毒剂），然后把手擦干。保持血糖仪的清洁，如果您发现检测结果可能有问题时，用质控液对血糖仪进行校正。质控液的使用方法见血糖仪说明书。

如果您对血糖仪有任何问题，请拨打血糖仪背后的免费电话。血糖仪厂家可以提供24小时服务。

血糖检测小贴士

- 试纸条要室温保存（46～86℉或者8～30℃）
- 试纸条要避光、干燥、密封保存
- 不要使用过期的试纸条

低血糖

通常情况下，一天之中您的血糖水平会高高低低的波动。然而，有时您的血糖水平会降得过低。对于大多数患有糖尿病的成年人来说，血糖水平低于 70mg/dl（3.9mmol/L）就被称为低血糖症（低血糖）。根据您的健康状况，低血糖的诊断界值可能会有所不同。了解低血糖的发生原因后就可以采取一些措施来预防低血糖。

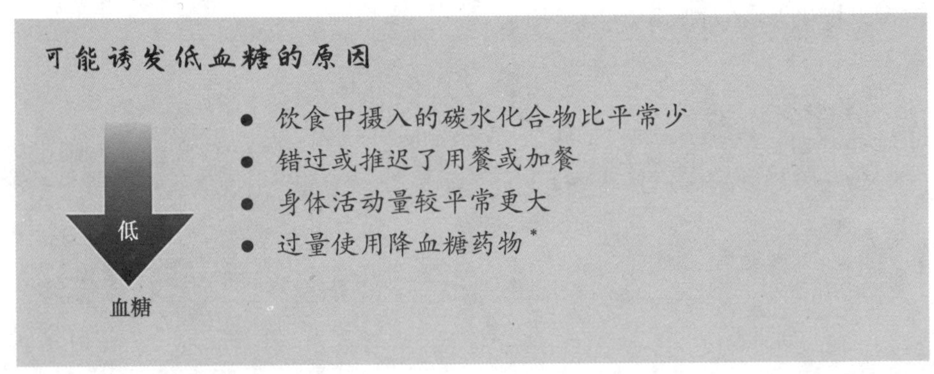

* 如果您不需要使用降糖药物或是只需使用不会增加胰岛素的药物，如二甲双胍，那么您出现低血糖的风险将非常低。

低血糖的症状

知道如何识别低血糖的症状是非常重要的。越早识别低血糖症状，您就能越早地采取措施纠正低血糖。血糖水平较低时您可能会感觉到：

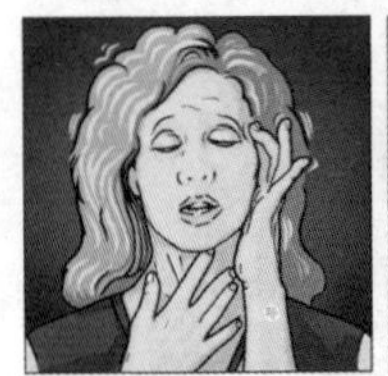
虚弱、颤抖或头晕眼花

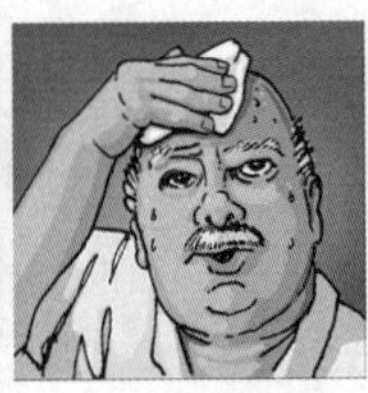
出汗或皮肤湿冷

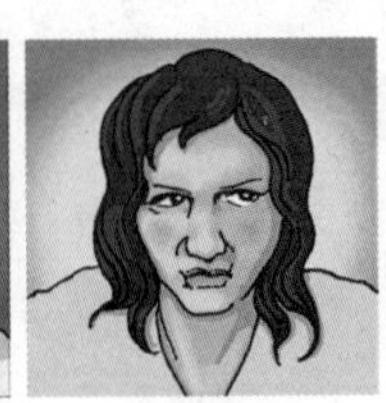
易激惹

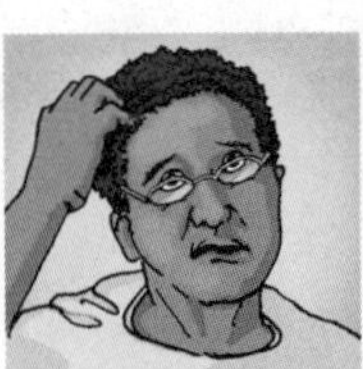
意识不清

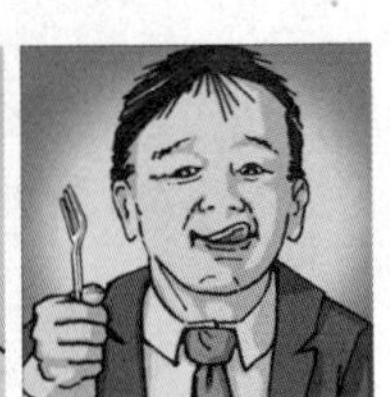
饥饿感

您可能会感觉到一些其他症状，包括心跳加速、麻木或嘴唇刺痛感。当您第一次感受到这些症状时，您可能会感到担忧。

低血糖的处理

一旦感觉到血糖较低，就赶紧测一下血糖。如果您的血糖水平低于 70mg/dl（3.9mmol/L 或者低于糖尿病管理团队给您确定的某个值），请遵循下面的“低血糖处理的 15 法则”来纠正低血糖。

不论何时，只要您的血糖水平低于 70mg/dl（3.9mmol/L），即使您没有感觉到低血糖的症状，也请遵循“低血糖处理的 15 法则”。如果您已经出现了低血糖的症状，但是还不能马上测血糖的话，也要按低血糖处理！进食 15g（1 份）碳水化合物并且尽快测量血糖。

低血糖处理的 15 法则

1. 当您感觉到自己有低血糖症状时，请立即测血糖。
2. 如果您的血糖水平较低，请进食 15g（1 份）的碳水化合物。
3. 等待 15 分钟后再测一次血糖。
4. 如果您的血糖水平仍然较低，请再进食 15g 的碳水化合物。
5. 等待 15 分钟后再次测量血糖。如果有必要的话再进食 15g 的碳水化合物。
6. 如此 3 次后，如果您的血糖水平仍然较低，请联系您的糖尿病管理团队或者拨打 120。

纠正低血糖时可选择的碳水化合物

下面这些食物均含有 15g（1 份）碳水化合物：

- ½ 杯果汁或市面上常见的饮料（不要选择低热量饮料）
- 1 杯牛奶
- 3～4 块葡萄糖片
- 3～4 块硬糖
- 5～6 块苏打饼干
- 1 个燕麦棒

当您外出比如开车时，记得随身携带一些含碳水化合物的食物。如果一周内您出现 2 次以上的低血糖，请联系糖尿病管理团队，您的糖尿病药物治疗方案可能需要进行调整。

高血糖

您的治疗方案是为了将您的血糖水平控制在目标范围。但即使接受了治疗，有时您的血糖水平仍然会比较高，这被称为高血糖症（高血糖）。

可能诱发高血糖的原因

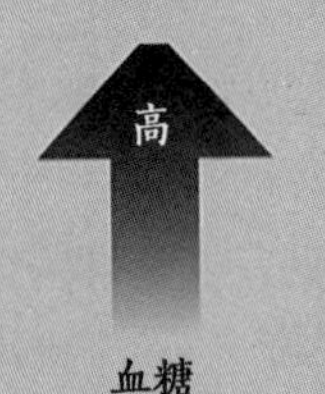

- 碳水化合物的摄入量比平时多
- 身体活动比平时少
- 情绪紧张，身体不适，如生病或近期做过手术
- 忘记使用降糖药或未按医嘱服用
- 降糖药用量不足

高血糖的症状

尽管并非每个人都会出现高血糖症状，但一旦出现高血糖的症状，就表明您的血糖水平已经非常高了，这些症状包括：

- 口渴
- 疲劳
- 比平时多尿
- 视力模糊

如果您的血糖水平较高但并未感到不适，可以走一走或进行一些身体活动，这样有助于降低血糖水平。如果您的血糖水平经常超过目标值，糖尿病管理团队就可能需要更改您的饮食和身体活动计划或对您的药物治疗方案做出调整。

高血糖和压力

压力会引起高血糖，从而影响糖尿病治疗效果，而血糖控制不佳，反过来会造成更大的压力，形成恶性循环。

好或不好的事情都会造成压力，如挚爱的人生病或死亡、乔迁新居、换工作、养育小孩、退休等都可能给您带来压力。

我无法控制好糖尿病！
我压力好大！
我不喜欢运动！
BUSH

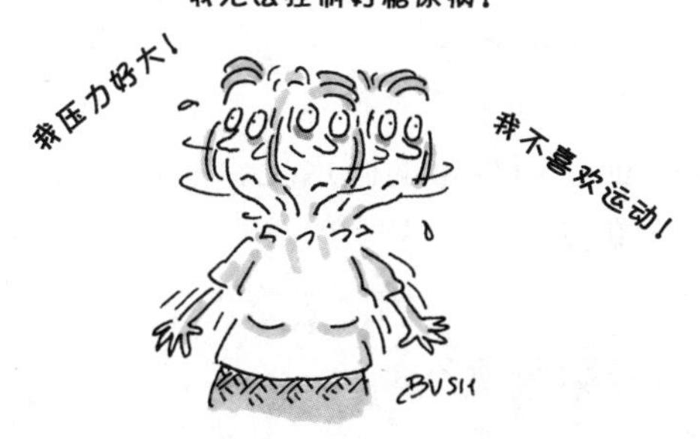

糖尿病会带来很大的压力，尤其是在您原本就繁忙的生活中还要管理糖尿病，这会让您压力倍增。进行娱乐活动有助于放松，如果您感觉很难放松，请和您的糖尿病管理团队交流，可以转诊到心理医生那里学习减压的方法。

生病时的注意事项

生病，如患上感冒、流感或者感染时，您需要更加关注自己的糖尿病。任何疾病都会给您的身体带来额外的压力，并且会导致血糖升高。在这些情况下血糖会迅速升高，因此测量血糖是非常重要的。当您感觉不适时要每3～4小时测量一次血糖。

如果您使用糖尿病药物治疗，请咨询您的糖尿病管理团队，他们会告诉您生病期间是否需要调整药物剂量。

生病时，充足的营养有助于恢复健康。尽可能地遵循饮食计划，即使您的胃肠不舒服，但食用或饮用少量的碳水化合物仍然是非常重要的。下面给出了一些生病时可选择的碳水化合物。

生病时可选择的碳水化合物

下列每一种食物或饮料均含有15g（1份）碳水化合物

- ½杯普通软饮料（非减肥软饮料）
- 6块苏打饼干
- 1片面包
- 1碗汤面或米饭
- ½杯果冻（含糖）
- 1根冰棍（单根，含糖）
- ½杯冰激凌或冻酸奶
- 1汤匙蜂蜜或蔗糖

另外，您也要喝足够的无糖饮品来补充因为疾病而损失的水分。建议您选择水、肉汤和茶。

寻求帮助

如果您出现以下情况，请给医生打电话：

- 生病期间，不止一次出现血糖低于 70mg/dl（3.9mmol/L）
- 连续 2 天大多数血糖检测结果都超过 250mg/dl（13.9mmol/L）
- 无法进水超过 6 小时
- 呕吐或腹泻超过 6 小时

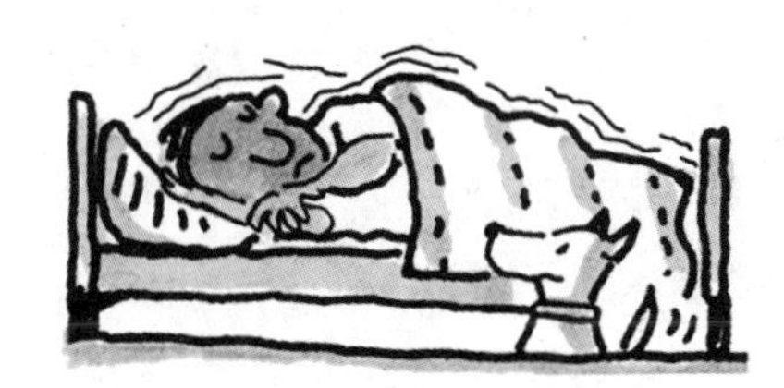

成功控制糖尿病的计划

成功的糖尿病控制计划有助于您做出改变、提高生活质量。一个成功计划的关键就是使您做出相应改变、提升自信，从而有效控制糖尿病。

一份成功的计划需要具有可行性。下面是针对不爱运动的患者的一份“可行的”计划，它和“不可行的”计划有什么不同呢？

可行的计划	不可行的计划
“我要在将来3个月每天至少走15分钟，每周走3天。”	“我要每天慢跑3英里(约5公里)，每周跑5天。”

一份成功的计划一定是可测量的，可测量的计划有助于您认识到自己的成功之处。

可测量的计划	不可测量的计划
“我要将我的加餐缩减至1或2份碳水化合物。”	“从现在开始，我的加餐要吃得更好。”

成功的计划将规定您要做什么和做这些事情的时间。思考一下您的健康需求、日程、资源、支持因素和您有能力做的事情。重点是您想做什么，而不是别人想让您做什么。还有，做哪些事情有助于您获得更好的心理感受并有助于您达成目标？

如果您的计划是可行性的，且适合您的生活，您就更容易取得成功。

很多人认为他们的计划应该是这样或应该是那样，要记住这是您自己的计划，您来决定需要做什么。根据您前面所学到的内容，思考一下您想在哪个方面做出改变？选择出您真心想做的事情，这样您就会愉快地实施这个计划。

为了帮助您做出计划，请回顾34页上的答案。同时，翻看糖尿病记录本，查阅您留下的笔记。

一旦您选择了一个计划，问问自己：

做出这项改变对我有多重要？

0..........1..........2..........3..........4..........5..........6..........7..........8..........9..........10

一点都不重要　　　　　　　　　　　　　　　　　　　　非常重要

如果您的回答是5或更低，说明可能因为种种原因到现在为止您还没有为这项计划做好准备，现在还不是实施这项计划的最佳时机。做一些别人所期望的事情会令人倍感压力。如果是这样的话，您应该实施另外一个对您来说更重要的计划。

如果您的回答是6或更高，那么看起来这项计划对您是很重要的。请接着回答下一个问题。

我有多少“自信心”能完成这个改变？

0..........1..........2..........3..........4..........5..........6..........7..........8..........9..........10

一点信心都没有　　　　　　　　　　　　　　　　　　　非常有信心

如果您的回答是5或更低，那么有哪些事情可以帮助您增加自信呢？比如获取更多的相关信息，或者与成功做出这项改变的人进行沟通，向您的管理团队进行咨询。当您找到了这些支持性因素后，重新给自己的自信心打分。如果您仍然感觉不自信，可以考虑换一个计划。

如果这项改变对您很重要，而且您对自己做出这项改变信心满满，那么您成功做出这项改变的可能性就很高了！

严格执行饮食计划

大多数人在执行饮食计划时有成功也会遇到挑战。有些改变很容易，而有些改变则充满挑战。这是每天都需要面对的问题。

碳水化合物计数是成功饮食计划的重要部分。除此之外还有一些不错的技巧，比如：

- 选择健康的食物
- 估计食物的份量
- 外出就餐时选择健康的饮食

一旦掌握了这些技巧，您不论在哪儿都能很自信地就餐。这些技巧可以帮助您在任何情况下都能够按照饮食计划进餐。

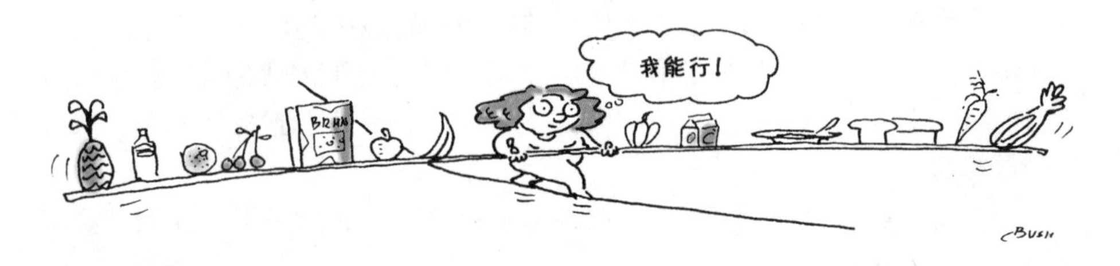

情绪化进餐

有时候饮食问题可能与情绪或压力有关。如果您出现了这些问题，请与您的管理团队交流或请求转诊一位心理医生。心理医生会帮助您区分哪些时候您是感到压力而并不是真的饥饿。

选择健康的食物

无论是否患有糖尿病，丰富的营养对于每个人来说都是非常重要的。保证食物的多样化和营养可以让您感觉良好并保持健康。

尽管我们知道如何选择健康的食物，但有时候我们却没有做出这样的选择。忙碌的时候，我们不得不选择快餐。为了不再跑去吃快餐，我们最好提前计划好正餐和加餐。下面是一些小建议：

新鲜的水果和蔬菜 健康的饮食从新鲜水果和蔬菜开始，因为它们含有丰富的维生素、矿物质和膳食纤维，而钠（盐）含量则较低。新鲜的水果和蔬菜保证了我们正餐食物的多样化，给食物增色、增味的同时也让加餐变得低脂、低热量。

全谷物食品 每天至少食用3份的全谷物食品，如小麦、燕麦、大麦、黑麦等。食用全谷物食品对您整体健康都很有好处。您可以选择全谷物面包、麦片、薄脆饼干、糙米或全麦意大利面等。选购食品的时候找一找食品标签上的“全谷物”字样。

奶、酸奶和其他奶制品 这些食品是钙的最佳来源，要把它们列入每天的饮食计划中。如果您正餐无法选择奶类，可以把它当作加餐食用。

新鲜、未经加工的食品 为了让您的饮食计划更有营养，无论什么时候，只要有可能，都要选择食用这些食物。

低脂食品 为了您的心脏健康，也为了管理体重，最好选择低脂食品。在第三课您将学到更多关于保护心脏的饮食方法。

估计食物的份量

估计食物的份量是比较复杂的，需要花上一段时间练习才能掌握这个技能。在家您可以做如下训练：

- 量取 1/3 杯的熟意大利面置于盘中，再量取 1 杯熟意大利面，您可以看出两者的不同吗？1/3 杯意大利面是 1 份（15g）碳水化合物，而 1 杯是 3 份（45g）碳水化合物。
- 量取 2 英寸（约 5cm）的土豆，这个是 1 份（15g）碳水化合物，4 英寸（约 10cm）的土豆是 2 份（30g）碳水化合物。

随着时间的延长，你估计出的份量一般会越来越大，因此，记得经常检查自己量取食物份量的准确性和估计能力。

您可以通过自己的手来估计食物的份量，如下图：

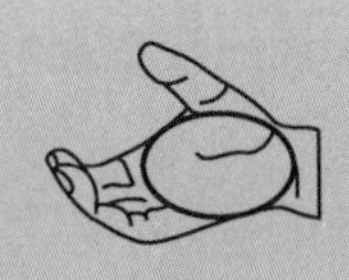

- ½ 杯大约是掌心（不包括手指）的大小和厚度（如豌豆、玉米）

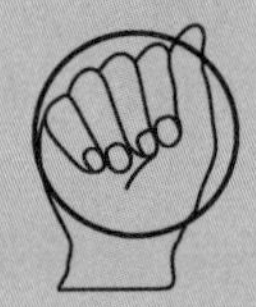

- 1 杯大约是拳头的大小（如大米、意大利面）

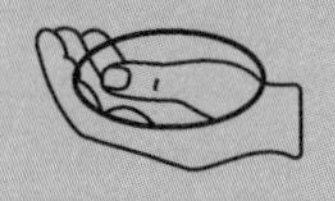

- 1 份加餐的量是适中的一把（如薯条、椒盐卷饼）

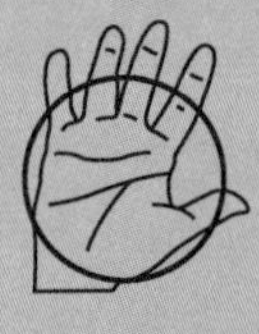

- 1 份面包的量大约是展开的掌心加上一半手指的大小（如面包片、玉米面饼、煎饼、华夫饼）

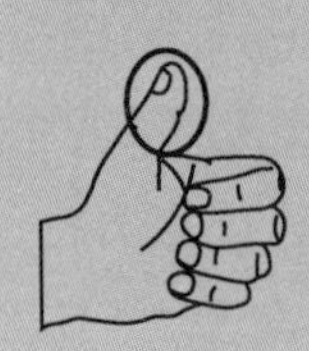

- 1 汤匙大约是大拇指的大小（如果冻、糖浆、蜂蜜）

注：每个人手的大小不同，要先测量食物的量，再与手作比较。如果需要的话，可以做一些调整来使这些量符合自己手的大小。

外出就餐的健康选择

享受外出就餐乐趣的同时也可以很好地控制血糖，关键在于要按照饮食计划摄入碳水化合物。

餐馆中食物的份量通常比较大，而且含有较高的脂肪和热量。请参考115～116页的“外出就餐时的常见食物”。如果您经常在外用餐的话，可以考虑买一本标有您最喜爱吃的几样食物中碳水化合物和脂肪含量的参考书，也可以在您的智能手机或者其他设备的软件上下载这些信息，还可以通过网络在线找到某个连锁餐饮店食物的营养信息。

可以通过菜单中的信息来选择健康的食物。即便是擅长于计算碳水化合物含量的患者，也会觉得计算餐馆中食物的碳水化合物含量非常困难。例如，许多亚洲菜肴或者烧烤酱汁要么特别甜，要么特别浓稠，这里面都含有碳水化合物。大盘的沙拉可能包含多种碳水化合物，能够使血糖快速升高，比如油煎面包块、玉米片、豆类、水果干以及甜酱汁。

选择低脂肪、低热量的菜通常是比较困难的，可以通过菜单中提供的信息来进行选择。

下表和52页的指导原则可以帮助您在外出就餐享受美味的同时依然保有健康。

尽量选择	避免选择
熏制的食物	有脆皮的烘烤菜肴
烤的、烘焙的食物	裹上面包屑后烹制的食物
水煮的食物	抹黄油的食物
嫩煎的食物	奶油或奶酪酱
蒸熟的食物	油炸食物
	肉汁或蛋黄奶油酸辣酱
	味道重、咸的食物

选择低脂食品 选择烘、烤、烧、蒸的菜肴；去掉禽类食物的外皮，剔除肉中可见的油脂；用烤土豆代替有脆皮的烘烤菜肴；只使用一小块黄油或人造黄油，而不要用两块甚至三块；如果您点了一道脂肪比较多的菜品，当天其他餐就少吃些脂肪吧。

注意食物份量 可以考虑分餐制；只吃一半的饭量或者要求服务员在您吃饭之前把一半的饭菜先打包；避免点大号或超大号的餐食；在吃自助餐时做出明智的选择。如果不能确定食物的份量，可以向服务员咨询。记住：永远不要为了在外就餐时多吃一些而刻意减少上一餐碳水化合物的摄入量。

选择您想要的 餐馆的服务宗旨是让您愉快的用餐，所以如果您想更换一些食物的搭配，请尽管向服务员提出要求。试试用沙拉或者水果来替换炸薯条。要求服务员把沙拉酱单独放在餐具边上，您自己动手加沙拉酱可能会让您吃得少一些。

吃得开心 偶尔多吃一些也是没有问题的，增加一点身体活动就会消化掉额外摄入的热量了。但如果您经常多吃的话，就要好好考虑一下原因何在了，应该提前做好计划避免这种情况经常出现。比如，如果吃比萨的时候您经常吃多，就可以先吃沙拉，再吃比萨。

为下一次就餐做准备 如果您经常在外用餐，并且觉得选择健康的食物或控制份量很困难的话，就要考虑少在外面用餐了。午餐时您可以自己带饭或者带一些零食。提前做好计划会帮助您抵挡住在休闲室、自动贩卖机或者餐馆进食高碳水化合物、高脂肪食物的诱惑。

下面四份餐食中均含有3～5份（45～75g）碳水化合物，餐厅里的菜量可能比这个量要大一些。照着这些样例做可以让您放心地外出就餐。

沙拉	碳水化合物份数（份）	碳水化合物克数（g）
大份鸡肉凯撒沙拉配沙拉酱/炸面包块	1～2	15～30
小圆面包	1	15
½杯混合水果	1	15
冰茶，不含糖	0	0
	3～4	**45～60**

亚洲菜品	碳水化合物份数（份）	碳水化合物克数（g）
1½杯煸炒鸡肉	1½	23
⅔杯炒米饭	2	30
1个蛋卷	1½	23
冰柠檬水	0	0
	5	**76**

肉类食物	碳水化合物份数（份）	碳水化合物克数（g）
西冷牛排	0	0
½个烤大土豆	2	30
1根面包棒	1	15
5盎司白酒（约150ml）	0	0
	3	**45**

意大利菜品	碳水化合物份数（份）	碳水化合物克数（g）
1杯意大利面	3	45
½杯红酱	1	15
肉丸	0	0
晚餐沙拉配意大利酱	0	0
1片意大利面包	1	15
	5	**75**

糖尿病和饮酒

外出就餐通常会饮酒。如果您饮酒，请花些时间了解一下酒精对糖尿病和健康的影响。

酒精不能转化成葡萄糖，但是酒精能够阻止人体生成葡萄糖。饮酒时，尤其是空腹饮酒时，血糖水平会降得很低。

酒精摄入过多，体内甘油三酯的水平会升高。每杯酒精类饮料含有100～200kcal的热量。

安全饮酒指南

- 只在糖尿病病情得到良好控制时才可以饮酒
- 饮酒时要摄入碳水化合物，不空腹饮酒
- 饮酒要适量，女性1份推荐量，男性2份推荐量
- 警惕低血糖的症状，如果服用降糖药物，在饮酒后要多测几次血糖
- 佩戴糖尿病医学标识物，以免当您发生低血糖时被别人误认为醉酒

当您服用降糖药物二甲双胍时，摄入的酒精应限制在不超过2份推荐量，因为饮酒过多时二甲双胍会增加健康风险。

酒的种类	推荐量	碳水化合物克数(g)
普通啤酒	12盎司*(约360ml)	10～15(查询标签)
淡啤酒	12盎司(约360ml)	5～11(查询标签)
低度烈酒	1½盎司(约45ml)	微量、极少量
高度烈酒	½盎司(约15ml)	18
葡萄酒	5盎司(约150ml)	微量、极少量

*1盎司约等于30ml

一些酒精类饮料，如普通啤酒含有碳水化合物能够升高血糖。因此，淡啤酒和含有减肥软饮及苏打水的混合饮料是更好的选择。

动起来

早上起床后您就要开始进行身体活动，身体活动应伴随您一天的日常生活。身体活动不但可以降低血糖，规律的身体活动还有助于：

- 人体更好地利用胰岛素
- 大脑更好地运转
- 促进血液循环
- 改善情绪

规律的身体活动是指在每周大多数的日子里都要进行身体活动，每周身体活动的时间至少 2.5 小时。

增加身体活动水平的一种方法是在目前您正在进行的身体活动基础上增加活动时间。所以，如果您目前每天步行 15 分钟，那么将步行时间增加到 25～30 分钟。另一种方法是通过改变一些生活习惯来增加身体活动水平。下面是一些小建议，除此之外您能再补充一些方法吗？

- 边看电视边原地走路
- 午餐时间和朋友或同事一起走路
- 洗车
- 等人的时候走走路
- 每 30 分钟站起来动一动
- 边听有声读物边走路
- 上下楼时走楼梯
- 将车停远一些，然后走路到目的地

您的方法：______________________________

____

____

____

实施成功控制糖尿病的计划

想一想有哪些可行的方法可以使您的计划有效实施。比如，午餐时间叫上一位朋友和您一起走路，查询您喜欢的餐厅中食物的碳水化合物含量或是将血糖仪和试纸放在床头柜上以提醒您早上测量血糖。

全心投入到您的计划中。“试试看”的态度其实就意味着“我可能无法坚持计划”，而全心投入则可以将那些有可能办到的事情变为现实。

至少将您的计划实施 1 个月，然后思考下一页的问题。（写下自己的真实想法。）

您的回答说明了您在哪些方面做得好，请肯定自己的努力并保持良好的势头！

当我开始做出改变时：

1. 我从计划的实施中收获了什么？

2. 哪些因素对我的计划有帮助？

3. 我面临的最大挑战是什么？

4. 哪些改变可能会让我更加成功？

5. 如何从家人或伴侣那里获得帮助以使我更好地控制糖尿病？我能要求他们做些什么（我不希望他们只是像个警察似的监督我管理糖尿病）？

期待第三课再见

下次课十分重要，我们会讲解血压、胆固醇、心脏健康和解决高血糖或低血糖的问题。在接下来的几周，您的血糖检测结果可能会在目标范围内，您也会感觉良好，这是非常好的！但是，完成全部 4 次课的学习会更有助于您的健康。

第三课的预约时间为________(日期和时间)

下次上课时请带上：

- 这本书
- 饮食记录和身体活动记录
- 糖尿病记录本
- 成功控制糖尿病的计划
- 您的问题清单以及想要与大家分享的经验
- 其他：________________________________

下次课前请做到：

- 每天在推荐的时间检测血糖
- 将血糖测量结果记录在糖尿病记录本上
- 至少完成 3 天以上的饮食和身体活动记录
- 回答 57 页上的问题来评价计划成功与否

其他：________________________________

第三课

欢迎

在本次课您将：

- 更好地理解您的血糖为什么会超出目标范围
- 了解糖尿病如何随时间变化
- 识别糖尿病并发症，学习如何预防
- 了解血压、胆固醇与心脏健康的关系
- 了解低脂、低钠膳食
- 了解身体活动对心脏健康的好处
- 认识到您的计划已取得的成功和面临的挑战

清单

一定要向您的糖尿病管理团队咨询以下问题：

- 您的治疗方案或饮食计划
- 血糖检测结果
- 生病时的糖尿病管理
- 碳水化合物计数、外出就餐、饮酒
- 身体活动对血糖的影响
- 成功控制糖尿病的计划

成功计划清单

成功地管理好糖尿病包含了方方面面的内容。每一次的血糖检测、每一次的碳水化合物计数、每一次决定去步行都是您为了管理糖尿病迈出的成功一步。

您在第二课中制订的成功计划迄今为止已经实施几个月了，它完成得怎么样了呢？

您应该已经学到很多东西了，而且处理问题也比别人更得心应手。

现在您可以回想一下在过去的几周里学到了什么？回想的过程可以帮助您继续实施计划或者换一个新的计划。

您可能认为自己的计划现在并不十分适合，如果是这样的话，您现在更有能力做哪些事情呢？

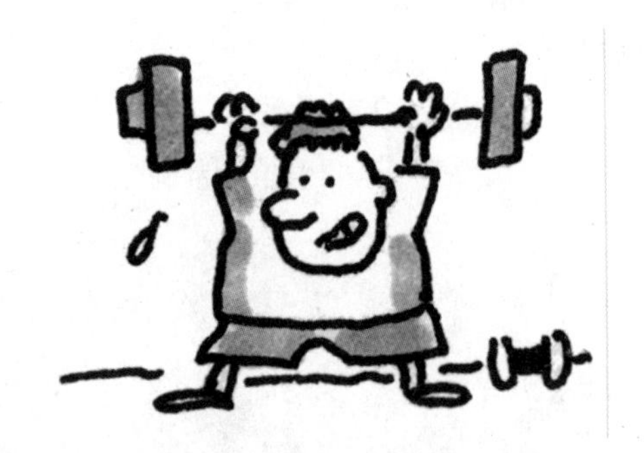

写下您为了管理糖尿病正在做的至少一件事。

您如何才能将这件事规律地持续下去，除此之外您还能再做些什么？

认识到您面临的挑战也是取得成功的要素。只有认识到自己的挑战是什么，才能选择您喜欢的方式处理它。

在您落实计划的时候要对自己好一些，分享您的成功经验，肯定自己的每一点付出。

回顾您的糖尿病记录本

目标是让至少一半（50%）的血糖检测结果在目标范围内。

样例

在最近两周内：

检测结果在目标范围内的次数	÷	总检测次数	=	检测结果在目标范围内的比例	×100=	达标率
12		16		0.75		75%

现在回顾您最近两周的检测结果，完成以下步骤，将数字写在下面的空白处。

1. 标记所有在目标范围内的检测结果，并统计次数。
2. 统计您记录的血糖总检测次数。
3. 用检测结果在目标范围内的次数除以总检测次数。
4. 将结果乘以100，得到达标率。

我的结果

在最近两周内：

检测结果在目标范围内的次数	÷	总检测次数	=	检测结果在目标范围内的比例	×100=	达标率
______		______		______		______

您的达标率达到50%了吗？

□ 没有，我需要继续每天测量3次血糖。

□ 是的，达标率为50%甚至更高，我可以减少测量次数：每周测量2～3天，每天测3次。

血糖结果的使用

血糖检测结果可以帮您了解不同食物、身体活动和压力对血糖水平的影响。我们来看一个例子。假设您在晚餐前出现了高血糖，原因可能有以下几点：

- 当天中午吃了一顿大餐
- 当天下午多了一次加餐
- 忘记服用降血糖药物
- 当天下午没有进行常规的身体活动
- 感冒

为了确认原因，您最好能记得做过的所有事情，以及吃过的所有食物。这件事并不容易。但您可以将这些可能影响血糖检测结果的因素记在记录本上。当某次血糖检测结果超过了目标范围时，回顾记录本可以帮助您了解其原因，进而就可以防止再次发生高血糖或低血糖。请看下面的例子。

您可能会发现多大份量的某种食物会使血糖升高，或者快步走可以降低血糖。

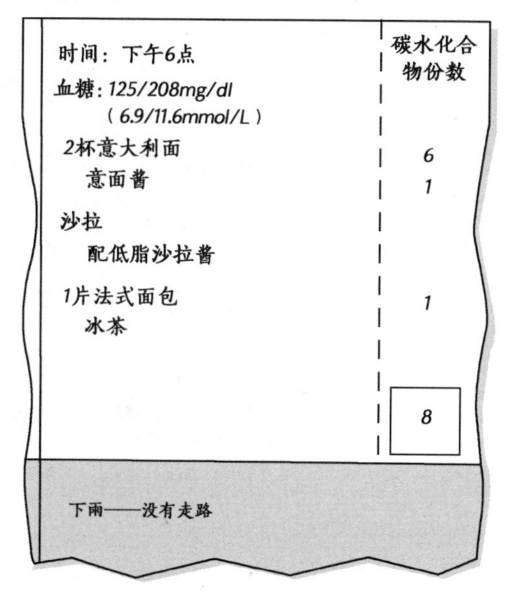

解决问题

节日、聚会、假期、外出就餐或者生病都会影响您的日常计划。不断积累经验有助于您应对这些情况、预防高血糖。

使用胰岛素或某些口服降糖药物（见108～110页）期间您可能会发生低血糖。如果您出现低血糖，请回顾40～41页的低血糖原因和处理方法。如果经常出现低血糖，要和您的糖尿病管理团队讨论调整治疗方案；同时，请确保您每餐都摄入了碳水化合物。

有的时候测量结果难以解释，请按照下面的方法确认您的检测结果是准确的。要确保：

- 洗干净手后再测一次血糖
- 血糖仪和试纸处于正常状态（见39页）

在血糖结果出现异常高或低的情况时，接下来的几天要更加注重血糖检测。您可能发现高血糖或低血糖总是在每天的同一时间出现，这种情况称为“血糖波动模式”。无论您发现的血糖波动模式是怎样的，都请将其告诉给您的糖尿病管理团队。

糖尿病随时间的变化

随着时间的推移，糖尿病会发生变化，这是自然而然的现象。不同的人发生这些变化的时间也不尽相同。

在患病后的几年中会发生以下三种变化：

1. 机体细胞对胰岛素产生抵抗。
2. 胰腺刚开始会分泌较多的胰岛素，之后越来越少。
3. 肠道信号传导减弱，进食时释放的胰岛素减少，肝脏释放的葡萄糖增加。

当发生这些改变时，您的治疗方案也需做出相应调整，您可能需要增加药物种类或者改变药物剂量。

许多2型糖尿病患者需要联合用药，大多数人在最后都需要注射胰岛素。当您需要注射胰岛素时，似乎您的糖尿病在变得更糟糕，但实际上治疗方案的这种调整只是为了帮助您的血糖水平达标。

糖尿病是如何发展的

下图展示的是 2 型糖尿病病程中体内胰岛素量的变化情况。如果不能分泌足够的胰岛素，您的血糖水平就会升得过高。

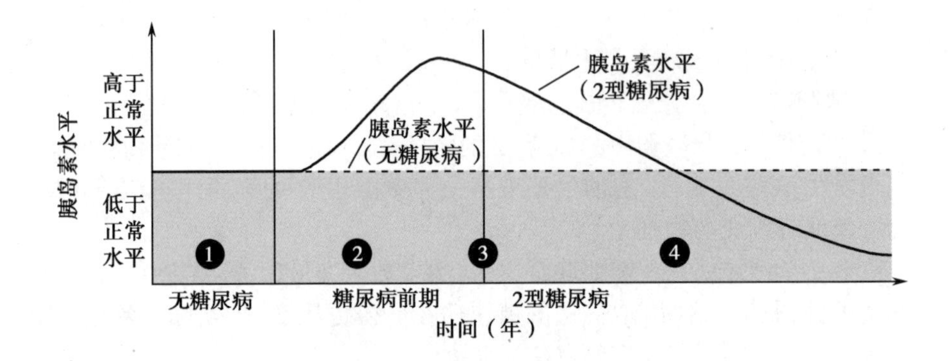

1. 无糖尿病

您的胰腺可以正常工作并分泌足够的胰岛素。

2. 糖尿病前期

由于机体细胞发生了胰岛素抵抗，胰腺需要分泌更多的胰岛素，这加重了胰腺的负担。这种改变通常在糖尿病发病前的 10～20 年内出现。

3. 糖尿病

胰腺分泌的胰岛素减少，机体细胞对胰岛素更加抵抗。

4. 糖尿病进展

胰腺一直在试图分泌更多的胰岛素，但它已经严重透支了。这种改变通常发生在糖尿病发病后的 5～15 年。

保持一生健康

糖尿病病情会随时间发生变化，您的卫生服务需求也会随之有所改变。请每3～6个月和您的糖尿病管理团队见一次面，一起回顾您的糖化血红蛋白和其他实验室检测结果，共同讨论治疗方案，做出必要的调整。

112页的“成人糖尿病患者随访计划”列出了您定期要做的检测和检查。

持续存在的高血糖会导致糖尿病并发症的发生。高血糖会损伤神经和血管，高血压和胆固醇水平异常也会增加并发症的风险。对此您有任何顾虑，请与您的糖尿病管理团队交流。糖尿病是可以被有效治疗的，糖化血红蛋白的每一点下降都是向健康迈进的一步。

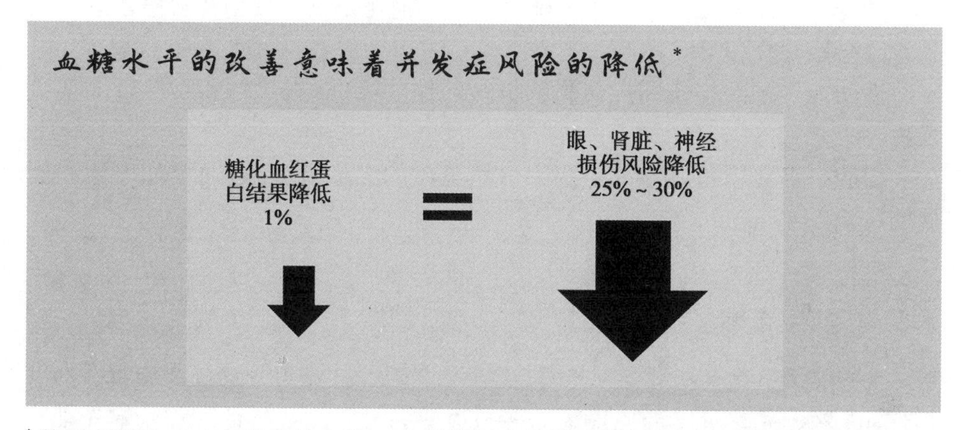

* 数据来源于1993年结束的为期10年的糖尿病控制和并发症研究（Diabetes Control and Complications Trail）和1999年结束的UKPDS研究（the United Kingdom Prospective Study）。

下面是由高血糖引起的常见并发症。

大脑 研究显示频繁出现的高血糖（或非常低的血糖水平）会导致记忆和学习问题。

心脏和血管 对大血管的损伤会造成动脉粥样硬化（斑块沉积在血管壁上）、心脏病发作、脑卒中。

眼 眼底微血管的损伤会导致视力问题，高血压可加重眼病。

肾脏 肾脏微血管的损伤导致肾脏很难将血液中的废物排除，同时也会引起高血压或加重原有的高血压。

腿和脚 大小血管的损伤会减慢下肢血液循环，也会造成下肢神经损伤。这些损伤造成下肢感觉减弱、感染难以愈合。

神经 神经损伤会导致膀胱排空困难和消化不良。食物在胃停留时间过长也会导致恶心和呕吐。

性功能 神经损伤同样会影响机体的性功能，这在男性和女性身上都会发生。

口腔 高血糖可以导致口腔中自然菌群的大量增加，进而增加患牙周疾病的风险。

为妊娠做计划

女性糖尿病人在准备妊娠前，需要确保至少3个月内的糖化血红蛋白检测是符合或接近目标范围的。妊娠前和妊娠早期良好的血糖控制是非常重要的，这是为了保证胎儿在发育的前8周没有处于高血糖的环境中。这样，发生新生儿缺陷的风险就会降低。

足部健康

最早出现的足部问题通常是感觉麻木、刺痛、疼痛或者是难以治愈的伤口。每天关注您的足部可以防止这些问题变得更加糟糕。

清洁	● 每天用中性肥皂和温水洗脚 ● 不要泡脚，泡脚会让您的皮肤干燥，造成皲裂 ● 充分擦干足部，尤其是脚趾之间 ● 平着剪脚趾甲
每天检查	● 如果您看不到足部的某些地方，可以使用镜子来帮助您检查或是请人帮忙。检查足部是否有破损、伤口或感染的迹象（发红、肿胀、疼痛、有渗出物） ● 抖抖您的鞋子，除去鞋里的石子或其他物体
保护	● 避免过低或过高的温度 ● 穿合适的袜子、鞋子和拖鞋，即使在家里也要这样做 ● 在午后买鞋会更加合适，因为脚会在午后肿胀
治疗	● 除趾间以外，在干燥的足部涂抹滋润霜或乳液 ● 治疗鸡眼、胼胝和甲沟炎时不要使用化学药物、尖锐器械或腐蚀性物质 ● 清洁、治疗足部的水泡和伤口。如果在一周之内没有痊愈的话，请联系您的管理团队
看医生	● 每次和糖尿病管理团队见面时，脱去鞋袜，请医生检查您的足部 ● 如果您有足部问题，请糖尿病管理团队将您转诊到专门诊治糖尿病足的医生处

心脏健康

糖尿病增加了您患上心脏疾病的风险，所以保持心脏健康是很重要的。您为控制血糖做出的每一次努力都将有助于您的心脏健康。危害心脏健康的其他因素包括高血压、高血脂以及吸烟。危险因素越多，您患上心脏疾病的风险就越大。请看下图。

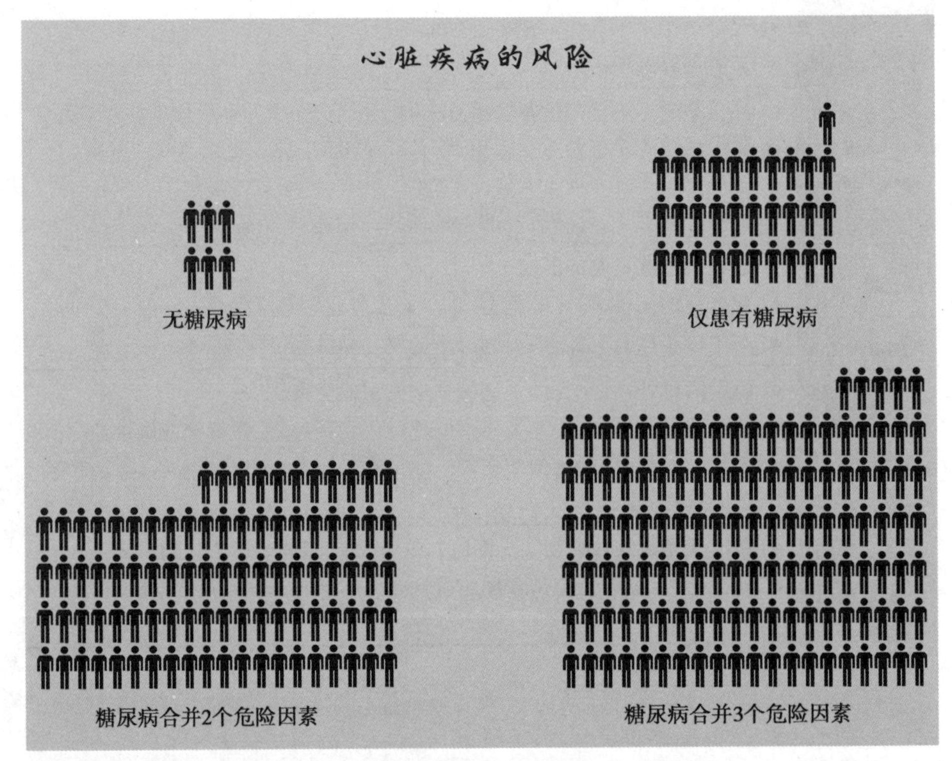

*这张图显示的是每1000人在10年间心脏病发作的风险，每个小人像代表1个病例。

评估心脏疾病的风险*

看看您是否具有下面这些情况？

	是	否
糖化血红蛋白≥7%*	□	□
低密度脂蛋白胆固醇≥100mg/dl*（2.6mmol/L）；如果同时患有心脏疾病，低密度脂蛋白胆固醇≥70mg/dl*（1.8mmol/L）	□	□
高密度脂蛋白胆固醇≤40mg/dl*（1.0mmol/L 男性）或者≤50mg/dl*（1.3mmol/L 女性）	□	□
甘油三酯≥150mg/dl*（1.7mmol/L）	□	□
血压≥140/80mmHg*	□	□
吸烟	□	□
每天摄入含高脂肪、高饱和脂肪的食物	□	□
每天蔬菜和水果摄入少于 5 份	□	□
每周大部分时间都不运动	□	□
父母、兄弟姐妹中有 1 个或以上的男性在不到 55 岁时或者有 1 个或以上的的女性在不到 65 岁时发生了心脏病发作	□	□
有心脏病发作史	□	□
曾有过心脏病发作，并且最近一段时间没有和主治医生讨论胆碱酯酶受体抑制剂以及 β 受体阻滞剂等心血管药物的使用	□	□
绝经妇女	□	□

*您的管理团队会根据您的健康需求给出不同的目标值。

针对上面的问题，您回答的“是”越多，您患心脏疾病的风险就越高。请参考第 131 页内容。

有些心脏疾病的危险因素是不能改变的，比如家族史。但和生活方式相关的危险因素是可以被改变的。一旦了解了自身的危险因素，您就可以采取措施减少这些危险因素。请阅读下面这些保护心脏的建议。

保护心脏小贴士

- 不要吸烟
- 选择低脂食物，使用低脂烹制方法烹饪食物
- 不吃含饱和脂肪和反式脂肪的食物（见78页）
- 吃低盐食物，吃饭时不再使用餐桌上摆放的调料瓶增加额外的盐
- 多吃水果、蔬菜、全谷类食品、豆类，以及低脂奶制品
- 每周吃两份多脂鱼类（见97页）
- 多进行身体活动
- 减重（如果需要的话）并避免体重增加
- 限制饮酒量
- 向糖尿病管理团队咨询每日使用阿司匹林是否会保护您的心脏
- 缓解生活中的压力。如果自己解决不了压力和情绪问题，向您的糖尿病管理团队提出要求，给您转诊一位心理医生

血压与心脏健康

高血压会给心脏带来额外的压力，它也会损伤眼部和肾脏的小血管。

血压是用两个数值来记录的。下面的例子中，上方的数值是收缩压——即心脏收缩时的血压；下方的数值是舒张压——即心脏舒张时的血压。如果两个数值中有一个偏高，那么您患心脏疾病的风险就会增加。

140　收缩压

80　舒张压

与未患糖尿病的人相比，糖尿病患者患高血压的风险增加了 3 倍。如果饮食和身体活动无法控制血压，您可能就需要进行一种或多种降压药物治疗了。

您需要经常测量血压，并把血压控制在管理团队给您制定的目标值以下。对于大多数糖尿病患者，目标值是 140/80mmHg。

如何控制血压

- 按照管理团队的建议来测血压，您可以使用家用血压计或是去药店测量
- 见医生时带上您的血压记录
- 咨询医护人员可能需要的药物
- 按照 72 页的指导原则保护心脏
- 向营养师咨询低钠（盐）饮食的知识，见 74 页
- 按照管理团队的建议减重和增加身体活动量

低钠(盐)饮食更健康

低钠饮食有助于降低血压，同时也可以使降压药物更好地发挥作用。

- 烹饪和用餐时少放盐
- 使用香料给食物提味
- 选择新鲜食物而不是加工后的食物

多选择	少选择
水果	咸的零食
新鲜/冷冻的蔬菜(没有酱料)	罐装蔬菜和西红柿/蔬菜汁
新鲜的肉类、鱼肉、禽肉	午餐肉、培根、香肠
在家用较少的盐烹饪的汤	罐装或用汤粉冲调的汤
在家烹饪的食物	冷冻/袋装的食物

选择食物时要注意查看食品标签：

- 如果选择冷冻食物作为正餐，建议每份食物钠含量低于700mg
- 如果选择加餐食品，建议每份食物钠含量低于250mg

总体来说，每天钠的摄入量应低于2300mg；如果您有高血压，则要把钠摄入量控制在每天1500～2300mg之间，每餐的钠摄入量大约为500～800mg。

营养成分表

每份为 1块(36g)
每包为 1块

每份含
143卡路里　　脂肪25卡路里

	% 每日需求量*
总脂肪3g	5%
饱和脂肪酸0.5g	3%
反式脂肪酸0g	
胆固醇5mg	2%
钠110mg	5%

吸烟、糖尿病与心脏健康

如果您吸烟的话，请马上戒烟。您可以为您的糖尿病和心脏做的最好的事情之一就是不吸烟。糖尿病患者使用烟草制品尤其危险。吸烟会增加罹患心脏疾病的风险，还会使您的血管变得狭窄；狭窄的血管会使进入心脏和四肢的血流减少，这会增加患并发症的风险。

尽管尼古丁是一种高成瘾性物质，但是美国已经有超过4500万的烟民戒掉了尼古丁，其中不乏戒烟很多次才成功的人。过去的失败并不意味着未来不会成功。可以通过不同的方法来戒烟，比如：

- 彻底戒烟或者断然戒烟、一根都不再吸了
- 尼古丁替代疗法，比如尼古丁贴片或是嚼尼古丁口香糖
- 服用医生开的戒烟药
- 接受针灸疗法、催眠疗法或与互助小组、戒烟指导员一起努力

如果某一种方法对您不起作用，也不要放弃，可以试试其他的方法或几种方法联合使用。

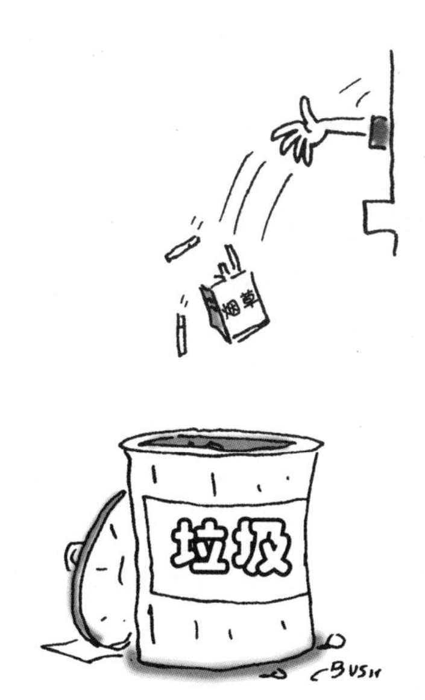

胆固醇、甘油三酯与心脏健康

胆固醇和甘油三酯都是脂肪类物质，统称为脂类。人体需要脂类以保证正常运行。肝脏可以生成胆固醇和甘油三酯。您也可以从摄入的食物中，如肉类、蛋类、奶酪、牛奶以及黄油中补充脂类。

被称为脂蛋白的小脂肪滴负责胆固醇和甘油三酯在血液中的运输。脂蛋白包含几种不同的种类。

HDL（高密度脂蛋白）被称为“好”的胆固醇。高密度脂蛋白把胆固醇从细胞中运走。高密度脂蛋白水平高有助于保持血管健康。

如何增加HDL：减重、膳食中选择健康脂肪、多进行身体活动。

LDL（低密度脂蛋白），通常被认为是“坏”的胆固醇。低密度脂蛋白把胆固醇和甘油三酯输送到人体的细胞中，这种胆固醇会在血管中生成一种斑块蜡状物质，这种斑块不断聚集就形成了“动脉粥样硬化”。动脉粥样硬化会损害血管，阻碍血液流动。较低的低密度脂蛋白水平有助于保护心脏和血管。

如何降低LDL：低脂膳食、减重、在一周中的大多数时间里多进行身体活动。您的管理团队可能建议您服用他汀类药物降低LDL水平。

甘油三酯是一种脂肪，人体可以用它来储能、保温。患有2型糖尿病，且发生胰岛素抵抗的患者容易生成更多的甘油三酯。甘油三酯水平高会增加您患上心脏疾病的风险。

如何降低甘油三酯：减重、少吃饱和脂肪酸、限制饮酒、保持血糖水平达标。按照您的饮食计划定量摄入碳水化合物。

每年进行一次全面的胆固醇检查（血脂谱），这项检查可以反映您的 HDL、LDL 和甘油三酯的水平。您需要空腹 10 个小时以后（可以喝水）再进行这项检查。将胆固醇水平写在下表中：

脂类	目标值*	我的结果	日期
LDL 胆固醇	≤100mg/dl（2.6mmol/L） 心脏疾病患者≤70mg/dl（1.8mmol/L）		
HDL 胆固醇	＞40mg/dl（1.0mmol/L） 女性＞50mg/dl（1.3mmol/L）		
甘油三酯	≤150mg/dl（1.7mmol/L）		

*您的管理团队会根据您的健康需求给出不同的目标值。

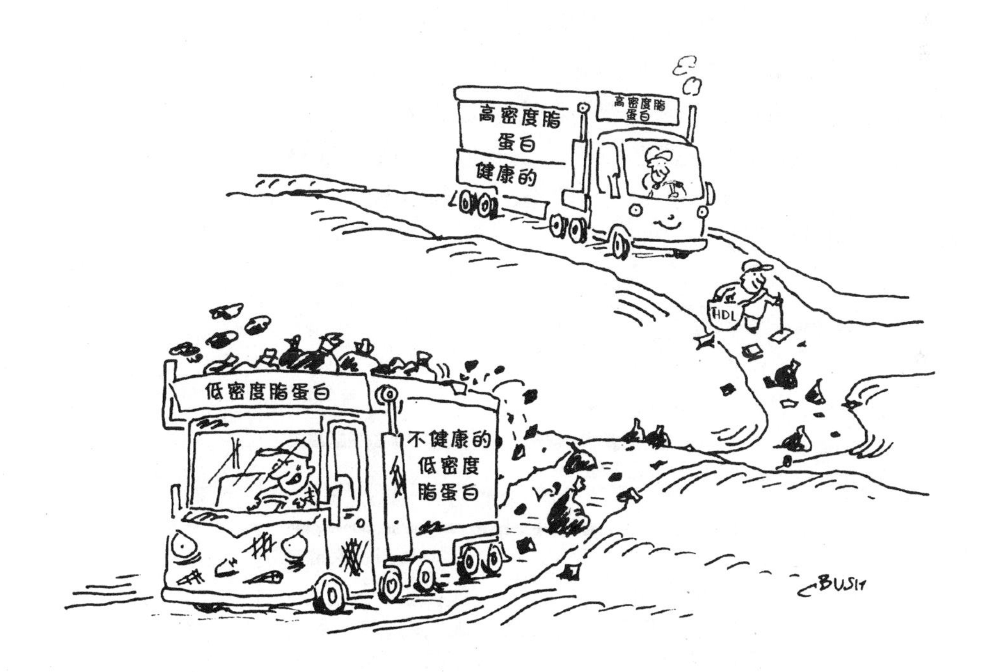

选择健康的脂肪

除了碳水化合物，脂肪也是人体获取能量的一个来源。另外，脂肪还是人体发挥正常功能所必需的，植物油、肉类、许多甜食、零食以及奶制品中都含有脂肪。

食物中的脂肪主要有以下两类：

不饱和脂肪会降低胆固醇水平，与饱和脂肪相比，不饱和脂肪更有益于心脏和血管健康。不饱和脂肪既可以是多元不饱和的，也可以是单不饱和的。不饱和脂肪在室温下通常是液态的。

饱和脂肪会升高胆固醇水平，对心脏和血管都没有好处。饱和脂肪在室温下通常是固态的，且大多都来源于动物。

尽管不饱和脂肪优于饱和脂肪，但是所有类型的脂肪都含有较高的热量，摄入脂肪时要留意您的摄入量。

反式脂肪是另一种类型的脂肪。这种脂肪本身是液态的，但是会在食品加工过程中变为固态。反式脂肪对心脏是非常有害的：这种脂肪会升高低密度脂蛋白胆固醇，降低高密度脂蛋白胆固醇，这与您的健康需求背道而驰。食品标签上的“营养成分表”会告诉您某种食物中是否含有反式脂肪。部分氢化油是一种常见的含反式脂肪的食品成分。要选择不含反式脂肪的食物。

营养成分表

每份食物的量 1块（36g）
每个包装所含的食物份数 1份

每份食物的量	
卡路里 143　　脂肪卡路里25	
	% 日需要量*
总脂肪3g	5%
饱和脂肪酸0.5g	3%
反式脂肪酸0g	
胆固醇5mg	2%
钠110mg	5%

脂肪食物的来源

单不饱和脂肪（更健康）	多不饱和脂肪（健康）	饱和脂肪（不健康）	反式脂肪（最不健康）
大杏仁	玉米油	培根	烘烤食品
鳄梨	人造黄油（不含反式脂肪）	黄油	油炸食品
芥花籽油	南瓜籽	奶酪	部分氢化油
多脂鱼	红花籽油	椰子油	油酥糕点
橄榄油	大豆坚果	奶油	人造黄油（含反式脂肪）
橄榄	大豆油	猪油	
花生酱 / 花生油	葵花籽	肥肉	
花生	胡桃	全脂牛奶	
山核桃		棕榈坚果油	
		酥油	
		酸奶油	

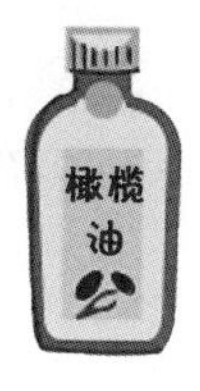

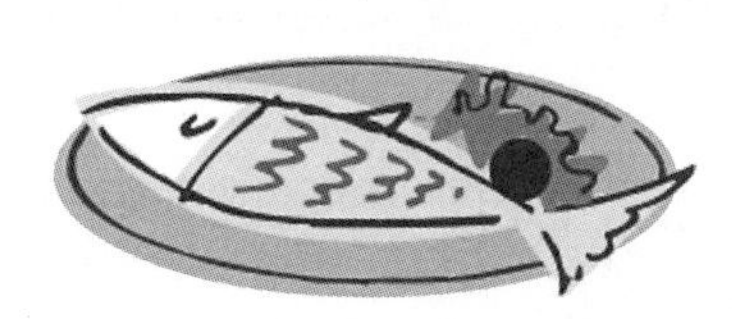

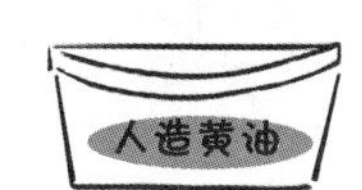

减少脂肪的摄入

人体摄入的脂肪既有额外添加的也有隐含在食物中的。

人工添加的脂肪可以是我们自己加入食物中的，也可以是我们买回来的食物就已经添加了的。我们自己添加的脂肪包括黄油、调味品或者酸奶油。餐馆的食物、食品公司生产的食品中所添加的脂肪很难被发现，比如薯片、油酥糕点、油炸食品，以及奶油意大利面沙拉或调味酱。

隐藏的脂肪是食物本身的一个组成部分，例如奶酪、肥肉，以及全脂牛奶。

少吃脂肪有益心脏健康

- 每餐摄入的脂肪限制在1～2份。每份的大小在饮食计划中已列出。如果您计划在某一餐中摄入更多脂肪，那么您可以在其他餐中少吃脂肪。
- 不选择已经添加了脂肪的食物。看一下您的食物，考虑用低脂的替代食品，如：
  - 用烘烤的薯片代替油炸的薯片
  - 用红酱代替酸奶油
- 每天肉和蛋白质的摄入量不超过8盎司（约240g），如果您的胆固醇水平较高，将目标定在6盎司（约180g）。可能的话尽量选择瘦肉（后腿肉、里脊、侧或腰部）、减脂奶酪以及低脂奶制品。

81页列出了一些高脂食物的替代品，它们对您的心脏有好处。

高脂食品	低脂食品
全脂奶或2%减脂奶	脱脂牛奶
常见的奶酪或松软干酪	部分脱脂奶酪或低脂松软干酪
常见的酸奶油	淡味的或低脂酸奶油
黄油或固体蔬菜酥油	人造黄油或食用油或烹饪喷雾
常见的沙拉调料	淡味或低脂的沙拉调料
炸薯条、薯饼或烩土豆	土豆泥、烤土豆或甘薯
炒饭	蒸白米饭或糙米饭
鸡肉沙拉三明治或炸鸡胸肉三明治	烤鸡胸肉三明治
香肠、腊肠、炸鸡、炸鱼	去皮的火鸡、去皮的鸡肉、烤鱼
炸薯片	椒盐卷饼
普通蛋黄酱做的意大利面沙拉	低脂蛋黄酱或橄榄油做的意大利面沙拉

低脂烹饪方法

- 烘、焙、烧烤肉类
- 使用不粘锅
- 使用肉汤或白酒炒制食物
- 使用烹饪喷雾代替食用油
- 烹饪前去掉肉中的油脂
- 剥去鸡/火鸡皮或者买无皮的白切鸡

心脏健康小测试

您已经学习了有关脂肪的知识，您能将这两份餐食变得更健康吗？

餐食 1	份量(份)	对心脏健康的选择
上等肋条	10 盎司(约 300g)	
烤土豆	6 盎司或 4 英寸(约 180g 或 10cm)	
黄油	2 汤匙	
正餐沙拉	1 小份	
普通法式沙拉酱	2 汤匙	
圆面包	1 个	
黄油	2 汤匙	
红酒	5 盎司(约 150ml)	

餐食 2	份量(份)	对心脏健康的选择
意大利面	1 杯	
肉丸	3 个	
番茄酱	½ 杯	
软面包棒	1 小份	
黄油	1 汤匙	
正餐沙拉	1 小份	
普通意式沙拉酱	2 汤匙	
2% 全脂奶	1 杯	

答案见 107 页

促进心脏健康

有氧运动使您的心跳加快。经常进行身体活动可以让您的心脏保持强健。

步行是最简单且最好的身体活动方式。首先增加每天步行的步数，之后再加快步行的速度；经过一段时间的锻炼后，尝试在保持步速的情况下进行更长时间的步行。

通过计步器了解一天身体活动的情况是一种非常好的方式。计步器是一种类似于BP机样的小型装置，可以挂在腰带上、放在口袋里，也可以系在鞋上。计步器会记下您步行的步数。

您可以在商店或药店购买计步器。当看到自己的步数不断增加，您会感到走路很有动力，您每多走一步就是向更加健康迈进了一步。

戴着计步器走几天后，您就知道了自己通常每天走的步数。试着每天增加一些步数，比如您周一走了2500步，周二就试着走2750步。一公里大约是1250步。

其他有氧运动包括水中有氧健身操、游泳、自行车、家用运动游戏机等。选择适合自己身体状况的活动。

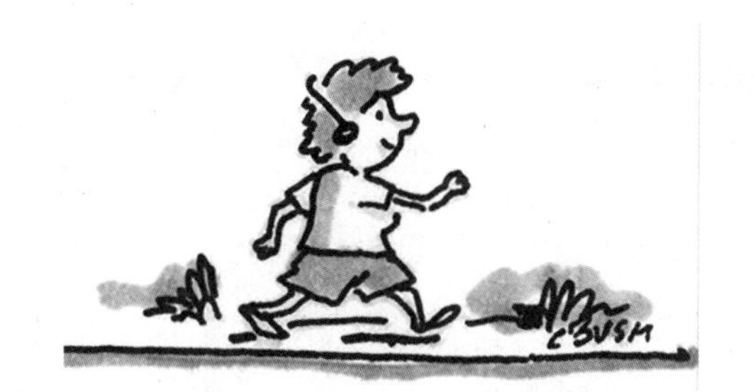

成功的秘诀

在改变一项行为的时候，人们往往在意自己做得不好的方面。比如吃了使人发胖的食物或者好几天都没有进行身体活动时人们往往就会自责，觉得自己很没用。

如果您总是认为自己会失败，那么您成功的可能性就很小了。

您应该关注自己做得好的方面，然后思考如何发挥自己的天赋和能力来照顾好自己。比如：

- 如果您是一位有经验的老师或是慈爱的家长，您会关注并赞赏孩子的每一次小的进步。您对自己也要这样做！
- 如果您是一位有条不紊、高效处理家务或公务的人士，能够用简单实用的方法完成各种事务。请将您这种“我能行”的态度用在坚持身体活动上！

下次课前回答下列问题，从而更好地发现自己的天赋和能力：

1. 我有哪些天赋或特长？

2. 为了管理好糖尿病，落实成功计划，我该如何发挥我的能力？

期待第四课再见

现在您可能会发现自己的糖尿病控制得很好，糖化血红蛋白也在目标范围内。第四课将着手解决糖尿病管理的其他问题，比如学会应对血糖异常的状况以及缓解压力的方法。这一课还将讲解如何应对棘手的饮食问题或挑战、如何保持健康饮食以及如何在执行饮食计划时保持动力。另外，您也可以在下次课中咨询其他任何关于糖尿病的问题。

第四课的预约时间为________（日期和时间）

下次上课时请带上：

- 这本书
- 糖尿病记录本
- 饮食记录和身体活动记录
- 成功控制糖尿病的计划
- 准备好想要与大家分享的糖尿病管理的切身体会、挑战和感受
- 其他任何关于糖尿病的问题

下次课前（通常在2~3个月之后）请做到：

- 检测并记录血糖结果
- 坚持身体活动或逐渐增加身体活动量
- 选择对心脏健康有益的生活方式
- 继续实施您的糖尿病成功计划

第四课

欢迎

在本次课您将会：

- 提升解决问题的能力来应对血糖异常的状况
- 学习平衡生活的策略
- 学会判断自己的治疗方案是否需要调整
- 学会缓解压力、对抗抑郁并保持乐观向上的方法
- 掌握保持活力的技巧
- 培养健康饮食的技能
- 识别健康的减重计划
- 树立自信从而成功管理糖尿病

清单

向您的糖尿病管理团队咨询以下问题：

- 治疗方案、饮食计划或成功计划
- 糖化血红蛋白或血糖检测结果
- 血压、胆固醇、戒烟、足部护理
- 对心脏有益的食物
- 身体活动对心脏健康的影响
- 糖尿病治疗相关的压力

糖尿病生活中的波折

到目前为止，在生活中您可能已经做出了很多改变。比如，自己测血糖，调整了饮食习惯，比以往做了更多的身体活动或者您已经开始进行糖尿病的药物治疗了。

大多数人在管理糖尿病的过程中都会经历一些波折。热情和注意力的渐渐消失是正常现象，生活仍将继续。

和所有追求健康生活方式的人一样，您对如何保持动力也可能会感到力不从心。此时，学会应对诱惑和挑战将有助于您保持动力。

试想一下，比如在家庭聚会时面对最喜爱吃的蛋糕您会怎么做呢？为了不让跑步机成为摆设，您又会怎么做呢？

为了健康，您应该找到一些能给自己以鼓励并保持动力的方法。找到能够在生活中支持您的人，让他们来提醒您的成功之处，远离那些总是在挑您毛病的“糖尿病警察”。听到自己在某个方面做得不错会让您更有动力。

应对血糖异常的状况

您能为管理糖尿病做的最好的事情就是遵循治疗方案，这有助于将您的血糖水平和糖化血红蛋白保持在目标范围内，同时也可以预防糖尿病并发症。

但是即使遵循了治疗方案，有时候您的血糖还是会超出目标范围。当血糖高的时候您很容易产生挫败感，不过无须把偶尔一次的高血糖放在心上。大多数的时候您都可以找到这种一过性高血糖的原因，如果找不到原因也无须纠结。

血糖异常时，解决问题最好的办法是回顾您的糖尿病记录本。如果您的测量结果有一半以上在目标范围内，那么您的糖化血红蛋白结果就应该在目标范围内了；如果您测量结果的达标率不到 50%，您可以根据糖尿病记录本来找到原因并选择适当的方法促使血糖达标。

如果您最近 3 个月没有检测过糖化血红蛋白，请联系您的糖尿病管理团队做一次检测。

到目前为止，您可能已经能在血糖水平超出目标范围时找到原因了，但是仍然会有一些检测结果会让您感到困惑。下面是一些常见问题的解决方案。

一次无法解释的高血糖值 这可能是测量不当导致的错误结果。您可以洗手后再测一次，如果结果仍然过高，确认一下您的血糖仪是否正常工作（见39页）。如果血糖仪没有问题，想一想其他可能引起高血糖的原因。回顾42页高血糖的产生原因。

早餐前的高血糖值 通常睡前的一小份加餐不会造成早餐前的高血糖。如果出现了早餐前的高血糖，可能的原因是您的肝脏在夜间产生了额外的葡萄糖。您可能要服用一些药物来处理掉这些额外的葡萄糖，也可以尝试在晚上增加身体活动量，另外良好的睡眠也有助于预防早餐前的高血糖。

大多数血糖测量结果正常但糖化血红蛋白过高 这种情况通常意味着您有高血糖的状况但您自己并不知道。在一天中的不同时间检测血糖可以帮助您更好地理解异常的糖化血红蛋白结果。如果测血糖的话，一天中至少要测量三次，分别是早晨起床后的血糖、摄入碳水化合物最多的一餐的餐前和餐后1～2小时的血糖。

如果经常有无法解释或无法纠正的高血糖，请和您的糖尿病管理团队进行交流。您可能需要改变治疗方案了。

您的糖尿病治疗方案效果如何

糖尿病治疗的主要目标之一是防止糖化血红蛋白和血糖水平过高。如果糖化血红蛋白水平过高，您就应该考虑改变您的治疗方案了。

1. 您的糖化血红蛋白值是多少？ ____________________

下图可以帮助您了解糖化血红蛋白和一些糖尿病微血管并发症发生风险之间的关系。微血管并发症可以导致眼部、肾脏或足部的损伤。在下图左边的数值中找到您的糖化血红蛋白值。

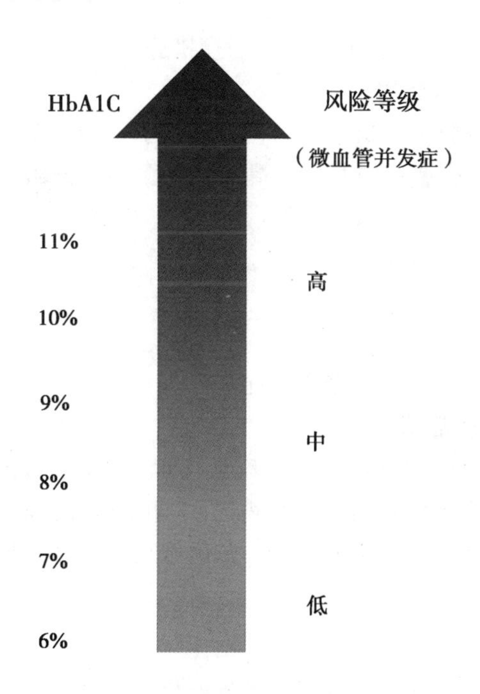

2. 您患这些并发症的风险有多高？
3. 您的糖化血红蛋白值是否在您的预期目标范围内？

为了降低您的糖化血红蛋白值和并发症风险，您的治疗方案可能需要进行一些调整。

糖尿病的病情会随时间而改变，因此治疗方案也需要有所调整。很多2型糖尿病患者除了进行生活方式的改变，还需要使用2种或更多的药物，也可能最终还需要使用胰岛素来保持糖化血红蛋白值在目标范围内。

药物不会导致并发症，但未遵医嘱用药则会引起并发症。

除了口服降糖药外，还有另外两种治疗措施：

1. 非胰岛素类注射药物

这些药物可以增加餐后胰岛素的释放量，延长食物在胃中的停留时间。

这些药物可以减少您体内某些升高血糖的激素的分泌。

这些药物可以：

- 防止餐后血糖升得过高
- 减少饥饿感
- 有助于减重
- 导致有些人在用药初期感到恶心

2. 基础（长效）胰岛素

这种胰岛素一般只需每日注射一次就可以在24小时内将胰岛素维持在一个恒定的水平。长效胰岛素包括来得时（甘精胰岛素）和诺和平（地特胰岛素）。在此基础上，为了降低餐后血糖，您仍然需要使用口服降糖药或非胰岛素类注射药物。

如果这些治疗措施不起作用，那么糖尿病管理团队可能会调整您的治疗方案，在方案中增加餐时胰岛素的注射。请和管理团队一起找出最适合您的糖尿病治疗方案。

管理压力

压力有着各种各样的起因。压力对人体有直接的影响，导致血糖难以控制。很多人采取了错误的方法来管理压力，比如为了享受进食带来的愉悦感而吃得更多，为了“休息片刻”而减少锻炼。这些情况实际上会带来更多的压力。

下面是一些管理压力的方法：

呼吸 经常做深呼吸。以一个舒适的姿势坐着，慢慢吸气，将空气一直吸到横膈膜（位于胸腔以下）；保持少许时间，之后慢慢呼出。

睡眠 保证充足的睡眠；对于大多数人而言充足的睡眠时间为7～8小时。如果您有睡眠障碍或是发现自己白天经常打瞌睡，请和糖尿病管理团队讨论找出一些有助于睡眠的方法。

大笑 寻找机会开怀大笑。研究显示，大笑可以降低血压，促进人体释放一些化学物质，这会让您感觉更好。

给自己留点时间 把自己的需求放在第一位。在需要帮助时就寻求帮助，别害怕说“不”。如果您连自己都照顾不好，您最终可能也无法帮助别人。

放松 放松有助于降低心率、呼吸频率和血压。听音乐、冥想、祷告、做瑜伽和阅读都是一些有助于放松的方式。

如果您在管理压力方面有困难，请和您的管理团队交流，给您转诊一位心理医生。

平衡生活小测试

大多数的时候：

	是	否
您在生活中可以控制愤怒	□	□
您可以很好地应对生活中的重大改变	□	□
您有信心解决好自己的问题	□	□
您认为事情进展比较如意	□	□
您可以处理各种事务	□	□
您可以把握自己的时间	□	□

如果您的答案中有 3 个或以上的“否”，那么您可能在管理压力方面存在困难。要考虑和您的管理团队进行交流，找出管理压力的方法。您可以通过 95 页的“平衡生活金字塔”来找到一些可以帮助您平衡生活的方式。

哪种方法可以让您的生活恢复平衡呢？

平衡生活金字塔

立竿见影的处理技巧

- 深呼吸放松
- 积极的自我对话
- 设想一个愉快的环境

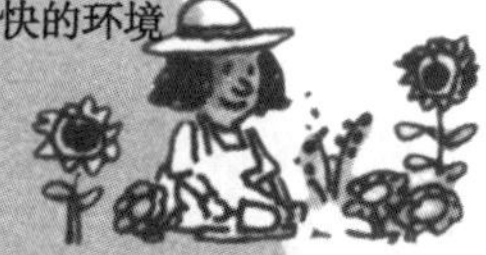

日常活动

令人愉快的活动

- 泡热水澡
- 拥抱
- 常常大笑

保养好身体

- 多进行身体活动
- 足够的休息
- 食物多样化

社交活动

- 多与家人、朋友、宠物在一起
- 为他人做好事
- 做一些有价值的志愿活动

心理健康

- 树立积极的自我评价
- 诚实、清楚、直接地抒发感情
- 写日记

终生获益

- 在爱好或工作中找到满足感
- 抽空进行冥想或做祷告
- 亲近自然
- 将生活中的挑战视为机遇
- 反思自己的价值观、目标和选择
- 管理糖尿病

遇到困难时

当其他问题影响到您的生活时，糖尿病的管理就更为困难了。当您感到缺乏动力或有情绪问题时，可以参考下面的方法。

您是否有时很难保持动力？ 糖尿病改变了您的生活，为了管理它您需要长期保持动力，而这通常是很困难的。您会发现您的积极性时高时低。对于您做出的有助于健康的事情要给予自我鼓励，对于那些难以做到的事情不要太放在心上。应该让您觉得是自己在控制糖尿病，而不是被糖尿病所控制。

您是否经常有消极、绝望或麻木的感觉？ 您可能正在和抑郁做抗争。糖尿病患者发生抑郁的概率几乎是其他人的两倍。如果您对自己曾经喜欢的活动不再感兴趣或是在大多数时间感到消极，请联系您的糖尿病管理团队做一次心理健康评估。

您是否经常担心或害怕？ 您可能患有焦虑症。患有糖尿病可能会使您更加焦虑。如果不治疗，焦虑症可能会影响您生活的方方面面。此时您也需要做一次心理健康评估。

如果您有上述的任何一种情况，请联系您的糖尿病管理团队，为您转诊一位心理健康方面的专业人士，他会评估您的情况并给出一系列的治疗方案，比如和心理医生或社会工作者谈话、服用一些药物或两者并用。

健康的饮食

膳食纤维 膳食纤维来源于蔬菜、水果、全谷物食物和干豆中。高膳食纤维食物有助于促进消化、降低胆固醇、增加饱腹感。最好选择含有3g或以上膳食纤维的食物；每天至少摄入5份的水果和蔬菜；选择全谷物制成的麦片、面包、薄脆饼干等高膳食纤维食物；将餐食中的肉类替换成豆类也可以增加您的膳食纤维摄入量。

鱼类 一些鱼类含有对心脏有益的ω-3脂肪酸，这些脂肪酸有助于降低甘油三酯水平。每周食用2份多脂鱼肉可以降低您患心脏疾病的风险。鳟鱼、长鳍金枪鱼、鲑鱼、鲱鱼、沙丁鱼、鲭鱼等鱼类中都富含ω-3脂肪酸。另外人体也可以从胡桃和亚麻籽中获得ω-3脂肪酸。

膳食补充剂 如果您选择服用复合维生素补充剂，请使用含维生素和矿物质每日推荐摄入量（RDA）100%或以下的产品。很多糖尿病患者考虑服用铬或肉桂等膳食补充剂来改善血糖水平，但目前关于补充剂每日推荐摄入量的研究证据还不充分。某些补充剂可能不安全，也可能干扰您正在使用的其他药物，而且不同品牌、不同包装的补充剂所含有的成分可能也不一样。如果您选择服用膳食补充剂，请遵循以下原则：

- 告知糖尿病管理团队您正在服用补充剂
- 每次只选用一种补充剂
- 选择有USP认证标志的补充剂，这个标志认证了补充剂成分的质量和纯度
- 按照包装上列出的用量使用（不要过量使用）
- 做好记录，以观察血糖水平是否改善

如果您发现血糖水平没有改善就要考虑停止服用这种补充剂了。

仔细阅读食品标签

对糖尿病患者来说“无糖食品”或“无脂食品”看起来是更好的选择，但事实并非总是如此。

食品标签有助于您揭开无糖、无脂食品的真面目。阅读并比较99页普通饼干、无糖饼干和无脂饼干的食品标签，回答下列问题（答案见107页）。

1. 哪种饼干碳水化合物的含量最多？

   □普通　□无糖　□无脂　□全都一样

2. 哪种饼干脂肪的含量最多？

   □普通　□无糖　□无脂　□全都一样

3. 哪种饼干的热量最高？

   □普通　□无糖　□无脂　□全都一样

4. 哪种饼干是最佳选择？

   □普通　□无糖　□无脂

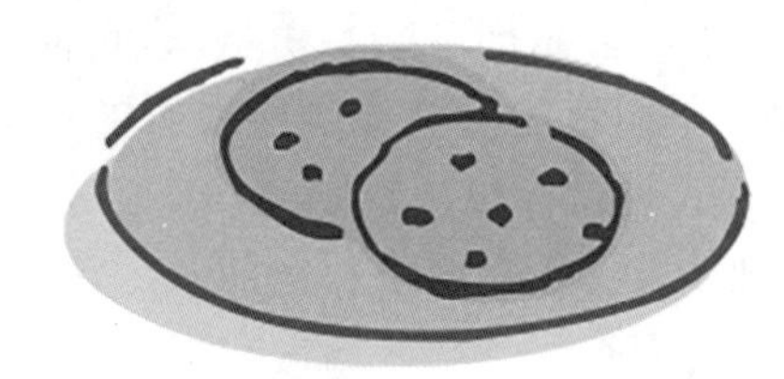

燕麦提子饼干
营养成分表

每份饼干的量 （26g）
每个包装所含饼干份数 约12份

每份饼干的量	
卡路里 110	脂肪卡路里 30
	% 日需要量*
总脂肪3.5g	5%
饱和脂肪酸1g	4%
反式脂肪酸0g	
胆固醇少于5mg	1%
钠100mg	4%
总碳水化合物17g	6%
膳食纤维1g	3%
糖9g	
蛋白质1g	

无糖燕麦饼干
营养成分表

每份饼干的量（24g）
每个包装所含饼干份数 约8份

每份饼干的量	
卡路里 110	脂肪卡路里 45
	%日需要量*
总脂肪5g	8%
饱和脂肪酸1g	6%
反式脂肪酸0g	
胆固醇0mg	0%
钠75mg	3%
总碳水化合物16g	5%
膳食纤维0g	0%
糖0g	
蛋白质1g	

无脂燕麦提子饼干
营养成分表

每份饼干的量（31g）
每个包装所含饼干份数 约10份

每份饼干的量	
卡路里 110	脂肪卡路里 0
	% 日需要量*
总脂肪0g	0%
饱和脂肪酸0g	0%
反式脂肪酸0g	
胆固醇0mg	0%
钠170mg	7%
总碳水化合物25g	8%
膳食纤维1g	4%
糖14g	
蛋白质1g	

选择健康减重计划

减重 10～15 磅（约 4.5～7.0kg）就可以改善您的血糖、血压和胆固醇水平。阅读下表有助于您选择一个健康的减重计划。

健康的减重计划	不科学的减重计划
关注健康	只关注体重
循序渐进、合理地减重	承诺快速、效果显著的减重
食物多样化、适量摄入	禁止摄入某类食物
可以科学地选择自己喜爱的食物	要求您只摄入某种特定的食物或产品
提倡规律的身体活动	不鼓励规律的身体活动

可以选择减重药物，但是通常需要服用一段时间并且要结合生活方式的改变才能成功减重。如果您迫切需要减重，也可以考虑手术治疗。与管理团队讨论您的减重计划和存在的顾虑。

减重小贴士

- 每周减重 0.5～2 磅（约 0.25～1kg）是比较健康的
- 记得吃早餐，这样可以防止您在之后的几餐中吃得过多
- 规律的身体活动有助于减重
- 写饮食和身体活动日记
- 偶尔吃一次不太健康的食物也是可以的
- 加入支持小组或找一个朋友相互激励
- 与营养师一起制订和完善减重计划

保持规律的身体活动

尽管您已经了解到身体活动有助于控制血糖、降低胰岛素抵抗、保持心脏健康，但保持足够的动力来践行积极的生活方式仍然是一大挑战。有时计划赶不上变化，忙碌的生活会成为您保持规律的身体活动的绊脚石。

保持规律身体活动的小贴士

- 和自己约定个时间来进行身体活动(把它写在您的日历上)
- 在工作间隙和午餐时间进行一些身体活动
- 每周选择一个晚上与邻居或朋友一起走路，再选另一个晚上与家人一起走路，以此类推
- 制定一个天气不好时的身体活动计划
- 与其他人分享自己的身体活动目标
- 观察身体活动对血糖水平的影响

增加肌肉力量的运动同样也有助于健康。力量训练可以通过使用哑铃、健身器材、阻力带等进行重复的练习来实现。在开始力量训练前请咨询您的糖尿病管理团队。

研究显示联合进行力量训练和有氧运动对健康更有好处，对于想要减重并保持体重不反弹的人来说这也是一种好方法。

对您的糖尿病负责

糖尿病是日常生活的一部分。管理团队会与您一起评估血糖控制情况，并在必要时对治疗方案进行调整。同时您也需要监测自己的血压和胆固醇水平，关注足部和全身的健康。

您对糖尿病认识和理解得越多，您就越能管理好它。随着时间的推移，您将不断学到新的知识并提升自己的技能。

每年接受一次由护士和营养师对您进行的糖尿病教育随访对您的健康非常有益。在随访中您可以就糖尿病相关问题进行咨询，也可以提升自己的技能如碳水化合物计数、管理压力等。依据您的需求，糖尿病管理团队可能会介绍您：

- 参加支持小组
- 与心理医生或社会工作者交流
- 参加烹饪课程
- 获得更多的支持性资源以保持管理糖尿病的动力
- 参加社区教育课程
- 加入健身活动
- 使用电脑或手机 APP 管理糖尿病

如果您对以上内容有兴趣请告知您的糖尿病管理团队。

恭喜！

您已经成功完成“2 型糖尿病”的所有课程。现在您已经学到了知识，掌握了技能，拥有了糖尿病管理工具，这些将帮助您在未来的日子里享受高质量的生活。

您应该为自己在糖尿病管理上付出的努力而感到骄傲，抽出一点时间祝贺自己并庆祝一下吧。

要记住，家人和朋友是您前进道路上最强有力的支持者，所以也请他们加入到您的学习过程中吧。记得要分享您成功管理糖尿病的经验。

祝您健康！

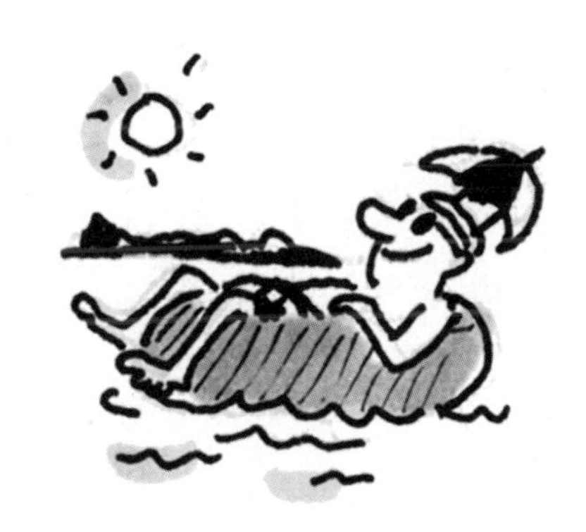

附　录

- 答案
- 非胰岛素类药物
- 胰岛素作用时间表
- 成人糖尿病患者随访计划
- 零食的选择
- 外出就餐时的常见食物
- 糖类
- 食谱样例
- 学习资源

答案

25页碳水化合物计数的练习：

早餐

橘子汁	1份（15g）
麦片（熟的，不含糖）	2份（30g）
脱脂牛奶	1份（12g）
小麦面包	1份（15g）
花生酱	0
香蕉	2份（30g）

碳水化合物总量=7份(102g)

午餐或晚餐

烤牛肉	0
烤土豆	2份（30g）
熟四季豆	0
生菜沙拉	0
意式沙拉酱	0
圆面包	1份（15g）
黄油	0
曲奇	1份（15g）
咖啡	0

碳水化合物总量=4份(60克)

加餐

爆米花（微波炉制作）	1份（15g）

碳水化合物总量=1份(15g)

快餐

芝士汉堡	2份（30g）
炸薯条（小份）	2～3份（30～45g）
减肥软饮料	0
蛋卷冰激凌	2份（30g）

碳水化合物总量=6~7份(90~105g)

26页食品标签小测验：

答案：

1）1块　2）6份　3）27g　4）2份

82 页心脏健康小测试：

使用您已经学习的关于脂肪的知识，如何将这两份餐食变得更加健康？

餐食 1	量	对心脏健康的选择
上等肋条	10 盎司（约 300g）	6 盎司里脊肉（约 180g）
烤土豆	6 盎司或 4 英寸（约 180g 或 10cm）	（不变）
黄油	2 汤匙	1 茶匙人造黄油
正餐沙拉	1 小份	（不变）
普通法式沙拉酱	2 汤匙	1 汤匙低脂的
圆面包	1 个	（不变）
黄油	2 汤匙	1 茶匙人造黄油
红酒	5 盎司（约 150ml）	（不变）

餐食 2	量	对心脏健康的选择
意大利面	1 杯	（不变）
肉丸	3 个	2 个
番茄酱	½ 杯	（不变）
软面包棒	1 小份	（不变）
黄油	1 汤匙	1 茶匙人造黄油
正餐沙拉	1 小份	（不变）
普通意式沙拉酱	2 汤匙	1 汤匙低脂的
2% 全脂奶	1 杯	脱脂奶或 1% 减脂奶

98 页仔细阅读食品标签：

答案：

1）无脂 2）无糖 3）全都一样

4）没有正确答案，最佳选择是食用与您的饮食计划目标相匹配的饼干。

非胰岛素类药物

这一部分列出的药物是2型糖尿病患者最常用的药物。其他的药物也是可以选择的。如果您想了解更多的信息请咨询您的糖尿病管理团队。

口服降糖药

口服降糖药种类很多，您可以在使用胰岛素的同时服用这些药物。制药企业也在不断的研发新的口服降糖药。

双胍类药物能够阻止肝脏生成更多的葡萄糖，并且促进人体更好地利用胰岛素。

商品名	通用名	常用剂量
格华止	二甲双胍	1000mg，每日2次，餐时使用
格华止缓释片	二甲双胍缓释片	2000mg，每日1次，晚餐时使用
Riomet	二甲双胍口服液	1000mg（10ml），每日2次，餐时使用
Glumetza	二甲双胍缓释片	2000mg，晚餐时使用

磺脲类药物能够刺激胰腺释放更多的胰岛素。

商品名	通用名	常用剂量
亚莫利	格列美脲	1～8mg，每日1次，餐时使用
格列吡嗪	格列吡嗪	2.5～20mg，每日1～2次，餐前半小时使用
瑞易宁	格列吡嗪（缓释片）	5～20mg，每日1次，餐时使用
格列本脲	格列本脲	2.5～10mg，每日1～2次，餐时使用
格列本脲微粉片剂	格列本脲（微粒）	1.5～6mg，每日1～2次，餐时使用

格列奈类药物和 **D- 苯丙氨酸衍生物药物**能够促进胰腺短暂地分泌更多的胰岛素。

商品名	通用名	常用剂量
孚来迪	瑞格列奈	1～4mg，每日 2～4 次，餐时使用
唐力	那格列奈	60～120mg，每日最多 3 次，餐时使用

噻唑烷二酮类药物能够提高肌肉细胞和脂肪细胞对胰岛素的敏感性。

商品名	通用名	常用剂量
艾可拓	吡格列酮	15～45mg，每日 1 次

α- 葡萄糖苷酶抑制剂能够减缓碳水化合物的吸收。

商品名	通用名	常用剂量
阿卡波糖	阿卡波糖	25～100mg，每日 3 次，餐时使用
米格列醇	米格列醇	25～100mg，每日 3 次，餐时使用

二肽基肽酶-4（DPP-4）抑制剂能够促进胰岛细胞更好地发挥功能。

商品名	通用名	常用剂量
捷诺维	西格列汀	100mg，每日1次
安立泽	沙格列汀	2.5或5mg，每日1次
欧唐宁	利格列汀	5mg，每日1次
尼欣那	阿格列汀	25mg，每日1次

钠葡萄糖协同转运蛋白-2抑制剂能够促使尿液排出更多的葡萄糖。

商品名	通用名	常用剂量
Invokana	卡格列净	100mg或300mg，每日1次，早餐前使用

复方制剂 在一片药中包含了2种或以上的药物。很多糖尿病药物都以复方制剂的形式出现。您对复方制剂有任何疑问都可以咨询您的糖尿病管理团队。

非胰岛素类注射药物

GLP-1受体激动剂能够促进胰腺更好地工作，缓解饥饿感并减重。

商品名	通用名	常用剂量
百泌达	艾塞那肽	5～10μg；每日2次，餐前1小时内使用
Bydureon	艾塞那肽缓释剂	2mg，每周1次
诺和力	利拉鲁肽	1.2～1.8mg，每日1次

胰岛素作用时间表

下表列出了每类胰岛素的作用时间和强度。

胰岛素类型	胰岛素的分类 商品名(通用名)	起效时间	作用高峰期	作用持续时间
基础胰岛素	**长效胰岛素** 来得时(甘精胰岛素) 诺和平(地特胰岛素)	2小时	平稳,无高峰期	长达24小时
	中效胰岛素(NPH) 优泌林N 诺和灵N 诺和灵/ReliOn N	2~4小时	4~8小时	10~16小时
餐时胰岛素	**速效胰岛素** Apidra(赖谷胰岛素) 优泌乐(赖脯胰岛素U100/U200) 诺和锐(门冬胰岛素)	15分钟	1~2小时	3~4小时
	短效胰岛素 优泌林R 诺和灵R 诺和灵/ReliOn R	30~45分钟	2~3小时	4~8小时
预混胰岛素	中效胰岛素/速效胰岛素 优泌乐25 优泌乐50 (赖脯胰岛素精蛋白/赖脯胰岛素) 诺和锐30 (门冬胰岛素精蛋白/门冬胰岛素)	15分钟	1~2小时(之后8小时中等效果)	10~16小时
	中效胰岛素(NPH)/短效胰岛素(常规) 优泌林70/30 诺和灵30R 诺和灵/ReliOn 70/30	30~45分钟	2~3小时(之后8小时中等效果)	10~16小时

成人糖尿病患者随访计划[*]

检查项目	频率	目标
糖化血红蛋白	每3～6个月1次	<7%
血压	每次随访时检查	<140/80mmHg
足部外观检查	每次随访时检查	正常
牙科检查	每6个月1次	正常
低密度脂蛋白胆固醇	每年1次	<100mg/dl(2.6mmol/L)[有心脏疾病的患者<70mg/dl(1.8mmol/L)]
高密度脂蛋白胆固醇	每年1次	男性，>40mg/dl(1.0mmol/L); 女性，>50mg/dl(1.3mmol/L);
甘油三酯	每年1次	低于150mg/dl(1.7mmol/L)
足部全面检查	每年1次	正常
散瞳眼底检查	每年1次或遵医嘱	正常
肾功能 尿微量白蛋白检查 肾小球滤过率检查	 每年1次或遵医嘱 每年1次或遵医嘱	 <30mg/g Cr >60ml/min/1.73m^2
流感疫苗	每年1次	全人群(过敏者除外)
乙肝疫苗	遵医嘱	19～59岁，每人注射1次;60岁及以上，参照糖尿病管理团队的指导
肺炎疫苗	遵医嘱	注射1次;参照糖尿病管理团队的指导重复注射
促甲状腺激素检测(甲状腺功能)	遵医嘱	正常范围依实验室检测方法而定

[*]注意:糖尿病管理团队可能会根据您的健康需求给出不同的目标值。

零食的选择

健康的饮食计划可以包含零食。如果您喜欢吃零食的话，可以和营养师一起讨论选择哪些零食。下面列出的这些零食均含有15g的碳水化合物、低于3g的脂肪，以及不超过250mg的钠。选择不含反式脂肪的零食。

面包/饼干	零食
1块切片面包	10～15个烤土豆片
2块白面包	10个烤玉米片
½个小面包圈或者英式松饼	17个小椒盐卷饼
4块大饼干	3杯淡味爆米花
10块薄饼干	¾杯脱水无糖谷物
6块苏打饼干或减脂饼干	½杯脱水含糖谷物
10个减脂燕麦棒	**甜点**
½杯小点心饼干	½杯果冻
3块全麦饼干	1份水果冰
奶制品	1块雪糕
6盎司甜酸奶或原味酸奶（约180ml，其中含有11～20g碳水化合物）	⅓杯冻酸奶
1杯脱脂牛奶或脂肪含量1%的牛奶	½杯脱脂或低脂冰淇淋
½杯低脂巧克力牛奶	1块米酥
水果	1个低脂燕麦棒（1盎司，约30g）
1小块新鲜水果	5～6块香草威化饼干
½根大香蕉	3块薄脆姜饼
1杯浆果、瓜果或樱桃	8块动物饼干
½杯葡萄	2块低脂夹心饼干
½杯水果罐头	3块硬糖
½盒葡萄干（0.5盎司，约15g）	**饮料类**
½杯天然苹果酱	½杯橙汁或葡萄汁
	1包无糖可可粉
	12盎司加脱脂牛奶的拿铁咖啡（约360ml）
	12盎司加脱脂牛奶的卡布奇诺咖啡（约360ml）

不含碳水化合物的食物（低碳水化合物/低热量零食）

下面的这些零食通常被认为"不含碳水化合物"，因为这些食物中每份只含有不超过5g的碳水化合物，以及不足20kcal的热量。但这些食物中每份可能含有超过250mg的钠。如果按照下面列出的份量食用的话，这些食物对血糖水平不会有太大影响。

- 泡菜、小茴香，1大份
- 无糖冰棍，1根
- 墨西哥辣酱，¼杯
- 新鲜蔬菜，1杯
- 番茄汁或者蔬菜汁，½杯
- 无糖果冻
- 每份含有5g以下碳水化合物的饮料，包括减肥用软饮料、无糖饮料、茶饮料、苏打水、果蔬味的水以及热/冰咖啡或茶

低碳水化合物零食

下面列出的这些零食中碳水化合物的含量都比较低。低碳水化合物的零食含有蛋白质和脂肪，而且每份食物的热量超过20kcal。每份食物可能含250mg以上的钠。低碳水化合物零食对血糖水平没有太大影响。

• 煮、煎、炒鸡蛋
• 奶酪
• 脱脂干酪，½杯
• 淡奶酪，2汤匙
• 豆酱，2汤匙
• 煎蛋卷
• 黑橄榄或绿橄榄，不超过5个
• 拌有1汤匙花生酱的芹菜
• 生蔬菜，¼杯淡味蘸酱或者加2汤匙豆酱
	• 坚果
	  • 2汤匙的杏仁
	  • ½杯带皮花生
	  • 2汤匙去皮花生
	  • 25粒开心果
	  • ½杯带皮瓜子
	  • ¼杯去皮瓜子
	• 生菜加1盎司瘦肉（约30g）

外出就餐时的常见食物

	碳水化合物含量(g)	碳水化合物含量(份)	脂肪含量(g)
早餐食物			
常见大小的百吉圈，4～5英寸(约10～13cm)	48～67	3～4½	1～2½
三明治，英式松饼	27	2	12
发酵的甜甜圈，3或4英寸(约7.5或10cm)	21～33	1½～2	8～13
大个松饼	60～85	4～5½	10～35
汤/辣椒			
辣酱汤，配肉和豆子，1杯	24～27	1½～2	6～10
三明治/汉堡			
三明治面包圈	56～66	4～4½	8～18
快餐店或餐厅的汉堡，¼～½磅(约125～250g)，配小面包、蛋黄酱或蘸料	39～53	2½～3½	27～46
裹上面包屑的鱼肉三明治	38～52	2½～3½	13～24
烤牛肉三明治，快餐	26～33	2	10～19
赛百味三明治，6英寸(约15cm)	44～55	3～3½	3～28
沙拉			
墨西哥玉米卷沙拉，无饼皮，有馅料，大份	14～25	1～1½	19～25
亚洲菜			
牛肉或鸡肉炒面，不加米饭或面条，1杯	17～24	1～1½	6～20
香脆炒面，½杯	13	1	7
鸡蛋卷，5英寸(约13cm)	23	1½	5～11
有肉或蔬菜的捞面，1杯	30～37	2～2½	9～17
炒饭，1杯	42～52	3～3½	10～16
炒肉，不配米饭或面条，1杯	16	1	4～10
糖醋鸡肉或猪肉，不加米饭或面条，1½杯	43～53	3～3½	25～35
印度菜			
面包或烙饼，6英寸(约15cm)	11～20	1	0～2
烤饼，8英寸×2英寸(约20cm×5cm)	11	1	2
木豆，½杯	15～20	1	0～4

续表

	碳水化合物含量(g)	碳水化合物含量(份)	脂肪含量(g)
意大利菜			
阿尔弗雷多白脱奶油面，1½ 杯	58～64	4	13～30
加肉的烤宽面条，3½ 平方英寸（约 22.5cm²）	68	4½	41
用帕尔马干酪调制的鸡肉或牛肉，不加调味汁或意大利面	5～13	0～1	20
墨西哥菜			
玉米煎饼，6 英寸（约 15cm）	47～58	3～4	7～36
加奶酪和肉的玉米面辣椒肉馅饼，4 英寸（约 10cm）	18～31	1～2	6～19
油炸玉米粉饼，8～10 英寸（约 20～25cm）	30～41	2～3	18～31
墨西哥煎玉米卷，非油炸，快餐，6 英寸（约 15cm）	16～27	1～2	8～14
比萨饼			
比萨饼，单人份（6 英寸，约 15cm），1 整个	68～71	4½～5	22～50
厚饼皮比萨，中份（12～14 英寸，约 30～35cm）⅛ 个比萨	25～28	1½～2	7～15
薄饼皮比萨，大份（14～16 英寸，约 35～40cm），⅛ 个比萨 * 饼皮非常薄的比萨，使用含量范围内较小的数进行计算；饼皮超级厚的比萨，使用含量范围内较大的数进行计算。	26～36	2～2½	12～26
配菜			
带皮，有配料的烤土豆，6～7 英寸（约 15～17.5cm）	78～87	5～6	14～24
加餐			
加奶酪的玉米脆饼，大的或厚的，6～8 块	27～43	2～3	19～23
甜点			
普通奶酪蛋糕，9 英寸的 1/12（约 2cm 大小）	36～44	2½～3	25～37
优质的冰淇淋，½ 杯	20～34	1～2	15～24
水果派，8 英寸的 1/6（约 3cm 大小）	56～73	4～5	19～37
南瓜派或奶黄派，8 英寸的 1/6（约 3cm 大小）	38	2½	7

脂肪含量会因食物不同的制作工艺而不同。对那些需要留意体重和胆固醇的人，请记住 1 份脂肪为 5g。

糖类

糖和糖的替代品使食物变甜，其中一些会影响血糖水平，另外一些则不影响。

糖

糖有多种形式，例如：食用糖、蜂蜜、红糖、原糖、蔗糖、龙舌兰花蜜和煎饼糖浆。饮食计划中的碳水化合物计数应该包含糖的摄入量。

1平汤匙的糖（各种类型）=1份（15g）碳水化合物

营养成分表

每份食物的量 1块（34g）

每个包装所含的食物份数 1份

每份食物的量	
卡路里 140	脂肪卡路里 70
	% 日需要量*
总脂肪7g	11%
饱和脂肪酸3.5g	18%
反式脂肪酸0g	
胆固醇5mg	2%
钠70mg	3%
总碳水化合物24g	5%
膳食纤维3g	20%
糖10g	
糖醇8g	
蛋白质4g	

糖替代品或人造甜味剂

糖替代品和人造甜味剂所含碳水化合物和热量非常低，所以可以“随意”食用（不需要计算）。它们不会影响您的血糖水平。烹饪前使用糖替代品或人造甜味剂时要查看一下生产厂家，有些糖替代品或人造甜味剂需要特殊的烹饪方式或者在加热后甜味会消失。适量使用糖替代品或人造甜味剂是安全的。例如：

阿斯巴甜（NutraSweet®）　安赛蜜（Sweet One®）

糖精（Sweet'N Low®）　蔗糖素（Splenda®）

甜叶菊（Truvia®）　罗汉果提取物（nectresse®）

糖醇

糖醇通常可以在无糖的产品中找到。比如山梨醇和甘露醇，它们是碳水化合物，但不能完全被人体吸收。因此，与糖相比，糖醇对血糖水平的影响较小。在食品标签里，糖醇含量标注在“总碳水化合物”的下方。糖醇会引起腹胀或腹泻，一次摄入不要超过10g。

食谱样例

女性减重用食谱

早餐	早餐
1块切片全麦面包	小个的蔬菜煎蛋卷
花生酱	1块切片面包
1杯瓜果	人造黄油
咖啡	2个小李子
	茶
午餐	**午餐**
1杯鸡肉蔬菜汤	1份低热量的冷餐
½个火鸡三明治（1块切片全麦面包）	油拌沙拉、淡味蘸酱
1个橘子	减肥用软饮料
冰水	
晚餐	**晚餐**
烤鱼	1杯砂锅菜
½个中等大小的烤土豆	1杯绿豆
西蓝花	1杯脱脂奶
低脂酸奶油	
1杯草莓	
1杯脱脂牛奶	

每餐含有2～3份（30～45g）的碳水化合物（大约1200kcal的热量*）。

*为了保证接近这样的热量，尽量使用低脂的烹饪方法；尽可能选择脱脂或低脂的食物；尽量少添加脂肪；每餐只吃2～3盎司的熟肉或者其他蛋白质（大约一副扑克牌大小，60～90g）。

男性减重用食谱 / 女性保持体重用食谱

男性减重用食谱	女性保持体重用食谱
早餐	**早餐**
1 杯燕麦片	1 块英式松饼
1 杯脱脂牛奶	花生酱
咖啡	1 杯淡酸奶
	茶
午餐	**午餐**
1 杯辣椒	烤的鸡肉三明治（2 片面包）
6 块苏打饼干	1 杯低脂甘蓝沙拉
无糖果冻	1 个小苹果
1 杯瓜果	1 杯脱脂牛奶
胡萝卜和芹菜条	
无糖柠檬水	
晚餐	**晚餐**
2 片蔬菜比萨	1½ 杯砂锅菜
1 小份新鲜水果	油拌沙拉，淡味蘸酱
1 块中等大小的饼干	1 个小卷
1 杯减肥用软饮料	1 杯减肥用软饮料

每餐含有 3～4 份（45～60g）的碳水化合物（大约 1500kcal 的热量*）。

* 为了保证接近这样的热量，尽量使用低脂的烹饪方法；尽可能选择脱脂或低脂的食物；尽量少添加脂肪；每餐只吃 2～3 盎司的熟肉或者其他蛋白质（大约一副扑克牌大小，60～90g）。

男性保持体重用食谱

早餐	**早餐**
3 块煎饼（每个 6 英寸，约 15cm）	1½ 杯干麦片
加拿大培根火腿	1 杯脱脂牛奶
无糖煎饼糖浆	1 块切片面包
人造黄油	人造黄油
½ 杯橙汁	茶
咖啡	
午餐	**午餐**
三明治（2 块切片全麦面包）	小～中号的快餐汉堡
油拌沙拉，淡味蘸酱	1 小份炸薯条
1 个小苹果	减肥用软饮料
2 块饼干	
1 杯脱脂牛奶	
晚餐	**晚餐**
1½ 杯炒鸡肉	4 盎司的牛排 / 肉排（约 120g）
1 杯米饭	中份的烤土豆配淡奶油
1 块甜饼	1 个小卷
茶	油拌沙拉，淡味蘸酱
	½ 杯葡萄
	1 杯脱脂牛奶

每餐含有 4～5 份（60～75g）的碳水化合物（大约 1800kcal 的热量*）。

* 为了保证接近这样的热量，尽量使用低脂的烹饪方法；尽可能选择脱脂或低脂的食物；尽量少添加脂肪；每餐只吃 2～3 盎司的熟肉或者其他蛋白质（大约一副扑克牌大小，60～90g）。

我的饮食计划

碳水化合物份数

1 份碳水化合物是指含有 15g 碳水化合物的食物或饮料。不同的碳水化合物所含的蛋白质和脂肪的量不同。

标记：高脂　高盐　每份含大于 3g 的膳食纤维

谷类、豆类和淀粉类蔬菜	碳水化合物份数（份）	碳水化合物克数（g）
常见大小的百吉圈，4～5 英寸（约 10～15cm）	3～4½	48～67
豆类（黑豆、鹰嘴豆、花豆、红豆），煮的，½ 杯	1	13～18
面包（全麦面包或白面包），1 片或 1 个小卷（1 盎司，约 30g）	1	14
小圆面包（汉堡或热狗），1 个	1½	21
谷物，煮的，不加糖，½ 杯	1	13～19
无糖谷物（脆谷乐，玉米片，麦片），¾ 杯	1～1½	15～22
玉米或豌豆，½ 杯	1	11～20
煮古斯米或藜麦，½ 杯	1～1½	18～23
常规大小的冷冻土豆条，10～12 根	1	14～17
煮扁豆或木豆，½ 杯	1	15～20
小松饼，2¾ 英寸（约 7cm），1½～2 盎司（约 45～60g）	1½～2	23～30
可丽饼或华夫饼，4 英寸（约 10cm）	1	11～15
煮意大利面（通心粉，面条，细面条），1 杯	3	42
煮大蕉（香蕉的一种，不能生吃），1/3 杯	1	16
中等大小的煮或烤甜土豆或白土豆，4 英寸（约 10cm），6 盎司（约 180g）	2～2½	30～36
土豆泥（甜土豆或白土豆），½ 杯	1	15～20
煮糙米饭或白米饭，1 杯	3	45
6 英寸（约 15cm）的泰国煎饼或印度薄饼或 ½ 个 7～8 英寸（约 18～20cm）的阿拉伯大饼	1	11～20
煮南瓜或烤南瓜汤，1 杯	1	18
墨西哥薄饼（2 份玉米面或 1 份面粉），6 英寸（约 15cm）	1～1½	18～22

水果和果汁	碳水化合物份数（份）	碳水化合物克数（g）
浆果类（蓝莓、树莓、草莓），1杯	1	11～20
樱桃，12颗（1杯）	1	16
水果（含少量的糖浆或果汁的罐头），½杯	1	18～20
水果，1个大的（苹果、香蕉、葡萄柚、梨）	2	27～31
水果，1个中等的（猕猴桃、橙子、桃子、橘子）	1	11～15
水果，2个小的（小柑橘、李子）	1	15～18
葡萄，小的，17颗（½杯）	1	15
果汁（苹果、葡萄柚、橙子、凤梨），½杯	1	11～16
果汁（蔓越莓、葡萄、李子），1/3杯	1	11～15
芒果，½杯	1	13
瓜果类（哈密瓜、蜜汁、木瓜、西瓜），1杯	1	12～15
提子干、其他干果，¼杯	2	28～32

牛奶、酸奶和奶制品	碳水化合物份数（份）	碳水化合物克数（g）
牛奶（脱脂或1%脂肪含量），1杯（8盎司，约240ml）	1	12
牛奶（全脂或2%脂肪含量），1杯（8盎司，约240ml）	1	12
扁桃仁和坚果牛奶（甜的或风味奶），1杯（8盎司，约240ml）	1	11～20
豆奶（原味或风味豆奶），1杯（8盎司，约240ml）	½～1½	8～24
酸奶或希腊酸奶（脱脂的或低脂的），普通奶，5.3～6盎司（约160～180ml）	½～1	6～11
酸奶或希腊酸奶（脱脂的或低脂的），风味奶，5.3～6盎司（约160～180ml）	1～2	14～28

混合食物	碳水化合物份数（份）	碳水化合物克数（g）
亚洲菜（肉和蔬菜），没有米饭，1 杯	1	11～20
玉米煎饼，冷冻的，7 英寸（约 18cm）	2½～3½	38～51
砂锅菜或热菜，1 杯	2	30～35
辣椒，有肉和豆子，1 杯	2	28
速冻晚餐，低于 350 卡路里的热量，7～12 盎司（约 210～360g）	2～3	29～47
快餐汉堡，小的	2	28～31
烤宽面条，冷冻的，3 英寸（约 8cm）	2～2½	26～36
玉米、意大利面或豌豆的混合蔬菜，1 杯	1	13～20
意大利面或土豆色拉，½ 杯	1～2	19～28
中等大小的冷冻比萨（12 英寸，直径约 30cm），1/8 个	1～1½	15～25
罐装调味汁（番茄或杂菜），½ 杯	½	10
汤（罐装、内含肉、蔬菜），1 杯	½～1	7～17
汤（罐装、不含肉、蔬菜），1 杯	1～1½	13～24
赛百味三明治，6 英寸（约 15cm）	3～3½	44～55
墨西哥卷饼，快餐食品（软皮或硬皮）	1	11～20

零食和甜点	碳水化合物份数（份）	碳水化合物克数（g）
巧克力蛋糕或蛋糕，有糖霜的，2英寸方形（约$13cm^2$）	1½～2	23～29
硬糖，3块	1	15
点心大小的糖果棒（巧克力），约2英寸（5cm），⅔盎司（20g）	1	13
薯条（土豆或玉米粉），普通大小，10～15根（1盎司，约30g）	1	14～19
咖啡奶油（液态，风味），1汤匙	½	6～7
曲奇饼，1大块（3英寸，约8cm宽）或2小块	1	11～15
咸饼干，点心大小5～6块，或小块儿的½杯	1	11～14
甜甜圈，蛋糕3英寸（约8cm），发酵的4英寸（约10cm）	1½～2	21～33
冷冻酸奶（无脂或低脂），½杯	1～2	17～35
果冻，常见的，½杯	1	19
燕麦棒，1块（1～1½盎司，30～45g）	1～2	15～26
冰淇淋（淡味的、普通的或无添加糖的），½杯	1	14～19
普通果酱，1汤匙	1	14～15
微波爆米花（淡味的或普通的），3杯	1	14～20
迷你椒盐卷饼，17个（¾盎司，约20g）	1	17
糖（棕糖或白糖），蜂蜜或龙舌兰糖浆，1汤匙	1	13～17
糖浆（淡味的），2汤匙	1	13
糖浆（枫树味、香草味、水果味、巧克力味、焦糖味）2汤匙	2	26～30

低碳水化合物、低热量食物

下列每一份食物中所含的碳水化合物均为5g及以下，所含热量均低于20卡路里。如果每天摄入3份或更少，对血糖不会产生很大的影响。

饮料类：无糖咖啡、无糖茶饮料、减肥苏打水、减肥混合饮料、白水、风味无糖水、苏打水、清汤或肉汤

调味品：草药、香料、调味料，番茄酱1汤匙，芥末，淡味果冻、果酱2茶匙，普通酸奶2汤匙，色拉¼杯，糖替代品，柠檬汁、醋

蔬菜和零食：绿色色拉（生菜、羽衣甘蓝、油麦菜、菠菜）、卷心菜、白菜、小白菜，生鲜蔬菜（西蓝花、菜花、黄瓜、芹菜），腌黄瓜，无糖果冻，无糖棒冰

非淀粉类蔬菜（每天至少3份）

每份含大约5g碳水化合物、2g蛋白质和25卡路里。一份的量为½杯煮的蔬菜或者1杯生的蔬菜。正餐或加餐时摄入这些食物相当于1份碳水化合物。

洋蓟
芦笋
豆类（绿豆、意大利豆、蜡豆）
甜菜
西蓝花
球芽甘蓝

卷心菜
胡萝卜
花椰菜
芹菜
黄瓜
茄子
绿叶菜

甘蓝
生菜
蘑菇
秋葵
洋葱
荷兰豆
甜椒

水萝卜
德国泡菜
菠菜
西红柿
番茄或蔬菜汁
芜菁
西葫芦

肉类及其他含蛋白质的食物（每天最多____盎司）

每盎司含大约7g蛋白质、3～8g脂肪、极少或不含碳水化合物、50～100卡路里。建议摄入的肉类、鱼类或鸡肉的量为3～4盎司（约90～120g），大约手掌大小。

牛肉，1盎司（约30g）
鸡肉，去皮，1盎司（约30g）
奶酪，部分脱脂或减脂，1盎司（约30g）
奶酪，普通，1盎司（约30g）
松软干酪，¼杯
鸡蛋，1个
鸡蛋替代品，¼杯
鱼或海产品，1盎司（约30g）
山羊肉，1盎司（约30g）
碎牛肉，瘦的，1盎司（约30g）
火腿，1盎司（约30g）
热狗，普通，1盎司（约30g）

烤羊肉，排骨或腿，1盎司（约30g）
午餐肉（腊肠），1盎司（约30g）
午餐肉，熟食肉，低脂，1盎司（约30g）
花生酱或坚果碎，1汤匙
烤猪肉或排骨，去除脂肪的，1盎司（约30g）
猪肉香肠或肋排，1盎司（约30g）
豆腐，½杯
金枪鱼或鲑鱼，有汤汁的罐头，¼杯
火鸡，去皮，1盎司（约30g）
火鸡鸡胸肉，肉泥，1盎司（约30g）
烤小牛肉或排骨，1盎司（约30g）

每份含植物蛋白的食物均含1份碳水化合物（参照食品标签）

豆类（黑豆、鹰嘴豆、花豆、红豆），煮的，½杯
日本青豆，煮的，1杯
鹰嘴豆沙或印尼豆豉，½杯

扁豆或木豆，黑眼豌豆，煮的，½杯
素食汉堡，2～3盎司（约60～90g）

脂类（每天最多____份，越少越好。）

每份脂类大约含 5g 脂肪，少量或不含碳水化合物或蛋白质，45 卡路里热量。

不饱和脂肪（比较健康）

牛油果，1/8 个或 2 汤匙
人造黄油，软的，桶装或压榨的，1 茶匙
人造黄油，减脂的，1 汤匙
蛋黄酱，1 茶匙（减脂的，1 汤匙）
坚果或种子，4～6 颗或 1 汤匙
油，1 茶匙
橄榄（黑橄榄或青橄榄），10 颗大的或 15 颗小的
沙拉酱，1 汤匙
沙拉酱，减脂的，2 汤匙

饱和脂肪（不太健康）

培根，1 片
黄油，1 茶匙
鲜奶油与全脂奶混合，2 汤匙
鲜奶油，1 汤匙
奶油干酪（淡味的），2 汤匙
奶油干酪（普通），1 汤匙
肉汁，2 汤匙
起酥油，1 茶匙
酸奶油，2 汤匙

食品营养标签

查看您摄入的食物外包装上的食物营养成分表。

每份食物的量:食品标签上的所有信息都是基于每份食物的量列出的。如果您吃两份的话,您也就摄入了两倍的碳水化合物以及其他营养素和热量。

总脂肪:1份食物中脂肪的总克数。选择含健康不饱和脂肪酸的食物,比如液体的蔬菜油脂(橄榄油、菜籽油、玉米油,红花油、葵花籽油、大豆油)、坚果和种子。

选择脂肪含量较少的食物:

- 每100卡路里含有3g及以下脂肪的零食、奶制品、甜点和包装食品。
- 每盎司含5g及以下脂肪的肉类或其他蛋白质食品。

限制饱和脂肪的摄入,避免反式脂肪的摄入,因为它们会导致心脏疾病。

总碳水化合物:这一项显示了每一份食物的碳水化合物的总克数。包含了所有的淀粉、糖、膳食纤维和糖醇。使用总碳水化合物的数量来计算碳水化合物的份数。参照右边的“转换指南”。

- 膳食纤维能改善消化健康并有助于管理体重和降低血糖水平。尽可能选择每份食物中含有3g及以上膳食纤维的食物。
- 糖类总数是食物本身的含糖数与添加糖的总和。
  - » 食物本身的糖包括水果中的果糖和牛奶中的乳糖。
  - » **添加糖**是在食品加工过程中加入的糖类,如高果糖谷物糖浆、蔗糖、葡聚糖、蜂蜜、糖和龙舌兰糖浆。应该限制摄入含有添加糖的食品。
- 糖醇是一种低卡路里的甜味剂,它们会引起腹胀和腹泻。每次摄入不要超过10g。

营养成分表

每个包装含1份食物

每份食物的量	**1块**
每份食物的量	
卡路里	140
	% 日需要量*
总脂肪　3g	3%
饱和脂肪　0.5g	2%
反式脂肪　0g	
胆固醇　5mg	2%
钠　110mg	5%
总碳水化合物　27g	10%
膳食纤维　1g	4%
糖　9g	
包括4g　添加糖	8%
糖醇　0g	
蛋白质　2g	16%
维生素D　40 IU	10%
钙　25mg	2%
铁　0.6 mg	3%
钾　90mg	2%

*日需要量体现一份食物中的营养成分在每日饮食中所贡献的百分比。一般情况下的营养建议是基于每日2000卡路里的热量进行计算的。

转换指南

碳水化合物克数(g)	碳水化合物份数(份)
0～5	0
6～10	½
11～20	1
21～25	1½
26～35	2
36～40	2½
41～50	3
51～55	3½
56～66	4
66～70	4½
71～80	5

inches 1 2 3 4 5 6 7 8 9

使用这个标尺来熟悉食物份量的大小,请认真测量。⟶

我的饮食计划

早餐：__________

碳水化合物的份数（或__________g 的碳水化合物）

____

____

蔬菜______________________________

肉类或其他蛋白质食物______________________________

脂肪______________________________

早晨加餐：__________

碳水化合物的份数（或__________g 的碳水化合物）

____

午餐：__________

碳水化合物的份数（或__________g 的碳水化合物）

____

____

蔬菜______________________________

肉类或其他蛋白质食物______________________________

脂肪______________________________

下午加餐：__________

碳水化合物的份数（或__________g 的碳水化合物）

____

晚餐：__________

碳水化合物的份数（或__________g 的碳水化合物）

____

____

蔬菜______________________________

肉类或其他蛋白质食物______________________________

脂肪______________________________

晚上加餐：__________

碳水化合物的份数（或__________g 的碳水化合物）

____

每日碳水化合物总量：__________**份或**__________**g**

营养师______________________________**电话**__________

碳水化合物的计数

碳水化合物的计数有助于您将血糖水平保持在目标范围内。关注您摄入碳水化合物的数量和时间。碳水化合物的需要量因人而异，饮食计划中每一餐通常包括2～4份（30～60g）的碳水化合物。

- 每餐包含至少2份（30g）碳水化合物。
- 请咨询营养师关于加餐的注意事项。
- 在一天内合理分配三餐和加餐，不要漏餐。
- 定时定量饮食有助于血糖的控制，并且能够在您使用胰岛素或糖尿病药物的同时避免低血糖的发生。

营养

良好的营养不仅仅是对碳水化合物进行计数。下表展示了食物的种类和摄入的份量。用餐时选择小份或者中等大小份量的食物。每天也要进行身体活动。

含碳水化合物的食物
在每餐中包含这些食物。
水果
每天2～3份
尽可能选择水果而不是果汁。
谷类、豆类和淀粉类蔬菜
每天5～9份
每天至少选择3份全谷类食物。
牛奶和酸奶
每天至少3份。
选择低脂或脱脂的。
Yogurt
甜点
选择小份的。
计算碳水化合物数量。
低或不含碳水化合物的食物
每天应包含各种各样的这些食物。
蔬菜
每天至少3份。
选择不同颜色不同种类的蔬菜。
肉类、禽类、鱼类、蛋类、奶酪和其他含蛋白质的食物
每天5～6盎司（约150～180g）
选择瘦肉和低脂奶酪。
脂肪
每天4～6份
选择健康脂肪，限制摄入饱和脂肪，不吃反式脂肪。
olive oil
light mayo
margarine

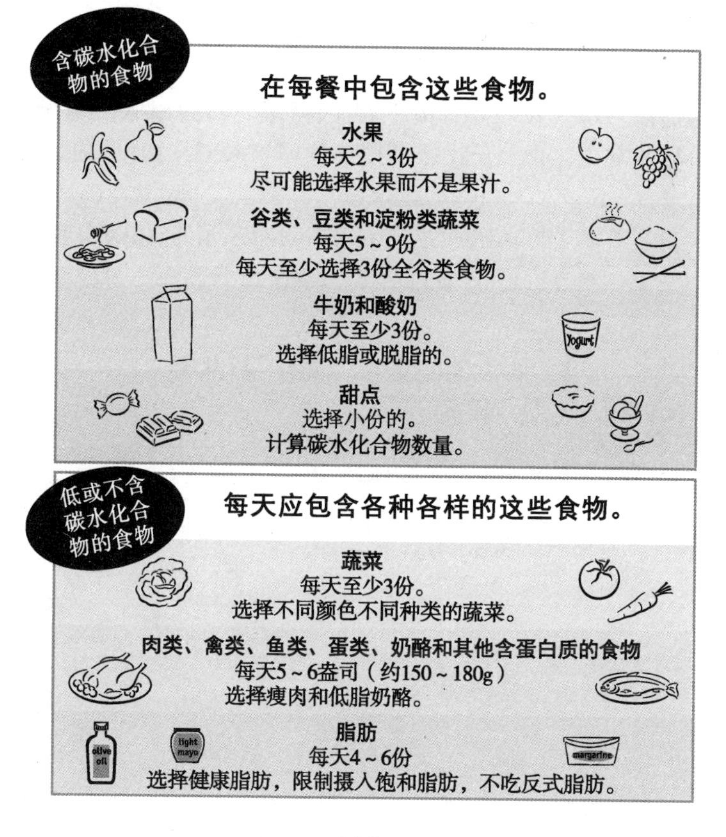

学习资源

健康保健资源

美国营养与饮食学会

www.eatright.org　　800-877-1600

美国糖尿病教育家协会

www.diabeteseducator.org　　800-338-3633

美国糖尿病协会

www.diabetes.org　　800-342-2383

美国心脏病协会

www.americanheart.org　　800-242-8721

美国心理学会

www.apa.org　　800-964-2000

美国国际糖尿病中心

www.internationaldiabetescenter.com　　888-825-6315

杂志

糖尿病前沿(*Diabetes Forecast*),美国糖尿病协会出版的电子月刊杂志。一月份的增刊通常会包含一份比较糖尿病管理相关工具和设备的消费者指南。

www.diabetes.org　　800-342-2383

糖尿病自我管理(*Diabetes Self-Management*),由糖尿病自我管理机构出版的双月刊杂志。11 月 /12 月发行的期刊中通常会包含一份比较糖尿病相关产品的清单。

www.diabetesselfmanagement.com　　800-234-0923

医学标识物

美国医学标识物网

www.americanmedical-id.com 800-363-5985

美国生命标签网

www.lifetag.com 888-543-3824

医疗警示网

www.medicalert.org 888-633-4298

心脏病风险计算器

社区动脉粥样硬化 / 冠心病风险计算器是一种在线的风险评估工具。它以动脉粥样硬化风险的社区研究为基础，由美国心肺血液研究所赞助，专为45～65岁中未患心脏病的成年人设计。其目的是预测一个人在未来10年内患心脏病的概率。您可以在以下网址中找到：http://www.aricnews.net/riskcalc/html/RC1.html